María del Pilar Díaz Martínez

Avaliação e diagnóstico dos pontos de gatilho em fisioterapia

María del Pilar Díaz Martínez

Avaliação e diagnóstico dos pontos de gatilho em fisioterapia

Parte I: Membro superior

ScienciaScripts

Imprint
Any brand names and product names mentioned in this book are subject to trademark, brand or patent protection and are trademarks or registered trademarks of their respective holders. The use of brand names, product names, common names, trade names, product descriptions etc. even without a particular marking in this work is in no way to be construed to mean that such names may be regarded as unrestricted in respect of trademark and brand protection legislation and could thus be used by anyone.

Cover image: www.ingimage.com

This book is a translation from the original published under ISBN 978-613-9-44172-3.

Publisher:
Sciencia Scripts
is a trademark of
Dodo Books Indian Ocean Ltd. and OmniScriptum S.R.L publishing group

120 High Road, East Finchley, London, N2 9ED, United Kingdom
Str. Armeneasca 28/1, office 1, Chisinau MD-2012, Republic of Moldova, Europe
Printed at: see last page
ISBN: 978-620-8-36047-4

Índice

1. INTRODUÇÃO À FISIOTERAPIA E AOS PONTOS DE GATILHO MIOFASCIAIS (MGP).

1.1. História e desenvolvimento da fisioterapia.

A história da fisioterapia remonta à Antiguidade, onde agentes físicos como a água, o calor e a massagem eram utilizados em combinação com rituais mágicos ou religiosos para curar doenças. Na Grécia antiga, Hipócrates promoveu a auto-cura do corpo por meios naturais e mencionou a utilização terapêutica da água e da massagem. Durante a Idade Média, houve um declínio na utilização destes métodos devido a proibições religiosas, mas no Renascimento, a abordagem clássica foi retomada e a massagem terapêutica foi recomendada para várias doenças. Nos séculos XVI e XVII, foram publicadas obras que salientavam a importância do exercício físico e da massagem terapêutica para a saúde. No século XVIII, autores como Antonio Pérez Escobar e Joseph Clement Tissot defendem a incorporação do exercício físico no tratamento médico. No século XIX, com o advento do evolucionismo e do positivismo, houve grandes avanços na medicina e na ciência, embora os agentes físicos ainda não tivessem destaque em relação à cirurgia e à farmacologia. Durante este período, foram dados importantes contributos no campo da fisioterapia, tais como o desenvolvimento da educação física por Pehr Henrik Ling, a introdução da mecanoterapia por Zander e os estudos de electroestimulação por Duchenne De Boulogne. Estes desenvolvimentos lançaram as bases para a evolução da fisioterapia como disciplina terapêutica nos séculos seguintes (1).

Durante o século XX, a fisioterapia conheceu um desenvolvimento significativo que marcou a sua consolidação como disciplina de saúde. Nos primeiros anos do século, a publicação da "Biblioteca de terapêutica de Gilbert e Carnot" introduziu o termo "fisioterapia" e classificou pela primeira vez os agentes físicos. Profissionais de renome como Frenkel, Klapp e Lovett, entre outros, deram importantes contributos para o tratamento de várias doenças, desde perturbações cerebelares a escoliose e desequilíbrios musculares. Em 1933, Guthrie-Smith desenvolveu o aparelho que levaria o seu nome e que lançou as bases do que é atualmente conhecido como poleoterapia. Em 1946, Delorme e Watkins conceberam um método de reforço muscular sistemático denominado "exercícios de resistência progressiva", contribuindo para a evolução do tratamento da força muscular. Françoise Mézières iniciou o estudo das cadeias musculares em 1949, lançando as bases de técnicas modernas como a reeducação postural global e a técnica das cadeias musculares. Herman Kabat desenvolveu o método de facilitação neuromuscular proprioceptiva nos anos 40, centrado no reforço muscular e na propriocepção. Em 1958, a Organização Mundial de Saúde (OMS) definiu a fisioterapia como "a arte e a ciência do tratamento por meio de exercício terapêutico, calor, frio, água, massagem e eletricidade". Em 1967, a Confederação Mundial de Fisioterapia (WCPT) descreveu-a como "a arte e a ciência do tratamento físico", centrando-se na utilização de agentes físicos para curar, prevenir, recuperar e readaptar os doentes. O casal Bobath introduziu uma técnica de tratamento para a paralisia cerebral infantil, que mais tarde foi alargada ao tratamento de adultos com hemiplegia. Em 1967, Hislop e Perrine desenvolveram o conceito de "trabalho isocinético", que revolucionou o tratamento através de uma resistência proporcional à força muscular exercida. Em 1974, Václav Vojta publicou um sistema de diagnóstico e tratamento precoce baseado na reatividade postural, particularmente relevante no contexto pediátrico (2).

Entre os acontecimentos da fisioterapia em Espanha, destaca-se o dia 2 de março de 1969, com uma reunião em Madrid que marcou o início da fundação da Associação Espanhola de Fisioterapeutas (AEF). Posteriormente, a 12 de junho de 1969, em Barcelona, teve lugar a Assembleia Constituinte onde foi aprovada e confirmada a primeira Direção Nacional, liderada por José Llopis Diez. Em 1970, a AEF sofreu alterações significativas com a eleição de uma nova direção durante uma assembleia em Alicante, presidida por Roberto González Fernández. No mesmo ano, a AEF aderiu à Confederação Europeia de Fisioterapeutas, reforçando a sua posição a nível internacional. A AEF dedicou-se a promover a elevação dos estudos de fisioterapia a nível universitário, trabalhando em estreita colaboração com o Ministério da Educação para estabelecer Escolas Universitárias de Fisioterapia de acordo com os padrões internacionais. Durante os anos seguintes, a AEF trabalhou na elaboração de um novo currículo para a fisioterapia, liderando uma comissão nacional responsável por este projeto. Em 1972, a associação apresentou ao Ministério da Educação um projeto de reestruturação dos estudos de fisioterapia, que acabou por conduzir à promulgação de um Decreto Real em 1980, estabelecendo as bases para a criação das Escolas Universitárias de Fisioterapia. Ao mesmo tempo, a AEF consolidou a sua presença internacional ao ser reconhecida como membro de pleno direito da Confederação Mundial de Fisioterapeutas em 1974. Para além disso, continuou a promover a profissão a nível nacional, organizando eventos e conferências, e lançando a revista "Fisioterapia" em 1979. Em junho desse ano, realizou-se uma assembleia geral na qual foi eleita uma nova direção nacional, liderada pelo Sr. Roberto Núñez Pérez, marcando o início de uma nova era para a fisioterapia em Espanha (3).

A fisioterapia conheceu um progresso significativo em Espanha a partir dos anos 80, com marcos importantes que contribuíram para o seu desenvolvimento e reconhecimento como grau universitário e profissão de saúde. Em 1980, a fisioterapia foi estabelecida como curso universitário em Espanha, mas foi em 1987, com a Lei da Reforma Universitária, que recebeu um importante impulso. Durante estes anos, a Associação Espanhola de Fisioterapeutas (AEF) desenvolveu esforços activos em prol do crescimento da profissão. Em 1985, a AEF adaptou os seus Estatutos à nova organização territorial e, em 1989, foi criado oficialmente o Curso Universitário Oficial de Fisioterapia. A integração do fisioterapeuta na equipa dos Cuidados de Saúde Primários, promovida pela AEF, foi um marco importante em 1989, seguido de uma regulamentação mais detalhada em 1991. Além disso, em 1989, foi consolidada a "Área de Conhecimento Específico da Fisioterapia", permitindo o acesso dos fisioterapeutas a cargos académicos (3).

Em 1990, realizou-se em Valladolid o I Congresso Internacional de Fisioterapia Desportiva em Espanha. No entanto, o marco mais significativo foi a fundação da primeira associação profissional de fisioterapeutas no país: a Associação de Fisioterapeutas da Catalunha, apoiada e financiada pela Associação Espanhola de Fisioterapeutas (AEF). Este passo marcou o início da criação de associações profissionais em todas as comunidades autónomas, tornando os membros da AEF os primeiros membros da associação. Em 1998, o Consejo General de Colegios de Fisioterapeutas de España definiu a fisioterapia como "a ciência e a arte do tratamento físico", centrando-se na utilização de meios físicos para curar, prevenir doenças e promover a saúde. Em 1999, a Confederação Mundial de Fisioterapia (WCPT) actualizou a definição de fisioterapia, salientando que se trata de um serviço prestado por fisioterapeutas, que inclui avaliação, diagnóstico, planeamento, intervenção e avaliação, e que o movimento completo e funcional é fundamental para a saúde. Em 2001, a AEF comemorou o 50º aniversário da WCPT e assinou um acordo para a organização do seu 14º Congresso Mundial. Foram também promovidas publicações científicas. Em 2002, a Sra. Antonia Gómez Conesa tornou-se a primeira fisioterapeuta a obter uma cátedra universitária. Estes acontecimentos constituíram marcos importantes na consolidação e no reconhecimento da fisioterapia como profissão vital para a saúde em Espanha (4).

Nos anos seguintes, foram alcançados marcos importantes no desenvolvimento e promoção da fisioterapia em Espanha. Em 2003, realizou-se em Barcelona o XIV Congresso da WCPT e foi renovado o Conselho Permanente da AEF. Em 2004, foi publicado o Livro Branco sobre a Titulação em Fisioterapia e foi criado o Colégio Oficial de Fisioterapeutas de La Rioja. Em 2005, os movimentos estudantis defendem uma formação de qualidade e, em 2006, é publicada a Ficha Técnica do Curso de Licenciatura em Fisioterapia e são lançadas as bases da Associação Ibero-Americana de Fisioterapia e Cinesiologia. Em 2007, comemorou-se o 50º aniversário da fisioterapia em Espanha e aprovaram-se as condições dos Planos de Estudo da Licenciatura em Fisioterapia. Em 2008, foi renovada a Direção Permanente da AEF e foi aprovado o patrocínio da base de dados PEDro. Desde 2012, a Revista Iberoamericana de Fisioterapia y Kinesiología fundiu-se com a revista Fisioterapia. Em 2012, Madrid acolheu o XIV Congresso Nacional de Fisioterapia, que se destacou pela sua inovação e participação ativa. Em novembro do mesmo ano, durante o 10º Aniversário da Associação Profissional de Fisioterapeutas da Extremadura, Antonia Gómez Conesa foi eleita presidente do Conselho Permanente. Em dezembro de 2014, foi aprovado um novo regulamento para melhorar o funcionamento da AEF e foi decidido que Antonia Gómez continuaria como diretora da revista após a sua presidência. Durante esta década, a AEF promoveu a criação de associações sectoriais especializadas, como a Associação Espanhola de Fisioterapeutas em Saúde Mental e outras. Colaborou com a ER-WCPT na criação das Diretrizes Europeias de Fisioterapia para a Doença de Parkinson. De 2010 a 2016, Sónia Souto representou a AEF como segunda vice-presidente do ER-WCPT. A AEF participou ativamente com o Ministério da Saúde em várias estratégias e projectos, como o Projeto IMA (Intelligent Motion Analysis) e o Projeto Compromisso com a Qualidade das Sociedades Científicas. Em 2016, a revista Fisioterapia foi galardoada com o selo de Qualidade das Revistas Científicas. Para além disso, a AEF organizou dois eventos internacionais em Madrid em colaboração com o WCPT (1).

De acordo com o Real Decreto 1001/2002, de 27 de setembro, a fisioterapia é uma profissão de saúde que se centra na prevenção, avaliação, diagnóstico e tratamento das afecções músculo-esqueléticas e neurológicas, bem como na promoção do bem-estar e da qualidade de vida do indivíduo. Baseia-se na utilização de técnicas manuais, exercícios terapêuticos, agentes físicos e educação do doente para restaurar a função física e melhorar a mobilidade, a força e a flexibilidade. A fisioterapia aborda tanto as disfunções agudas como as crónicas, trabalhando em colaboração com outros profissionais de saúde para alcançar os melhores resultados para o doente (5).

A função é o que define o exercício de uma profissão. De acordo com o estatuto do Conselho Geral das Associações de Fisioterapeutas, capítulo I dos princípios básicos da prática da Fisioterapia, no artigo 1º Fisioterapia é o estudo e a arte do tratamento físico, ou seja, o conjunto de métodos, acções e técnicas que, através da aplicação de meios físicos, curam e previnem doenças, promovem a saúde, recuperam, treinam, reabilitam e readaptam pessoas afectadas por disfunções psicofísicas ou que desejam manter um nível adequado de saúde. A prática da fisioterapia inclui ainda a realização pelo fisioterapeuta, isoladamente ou em equipa multidisciplinar, de testes eléctricos e manuais para determinar o grau de afetação da inervação e da força muscular, testes para determinar as capacidades funcionais, a amplitude de movimentos articulares e medições da capacidade vital, todos orientados para determinar a avaliação e o diagnóstico fisioterapêutico, como etapa prévia a qualquer ato de fisioterapia, bem como a utilização de meios auxiliares de diagnóstico para acompanhar a evolução dos utentes. O objetivo final da fisioterapia é promover, manter, restaurar e aumentar o nível de saúde dos cidadãos, de modo a melhorar a sua qualidade de vida e facilitar a sua plena reintegração social (5).

No artigo 2 do Estatuto dos Fisioterapeutas, encontramos as responsabilidades do fisioterapeuta, quer em termos de cuidados, ensino, investigação ou gestão, que derivam diretamente do papel primordial da fisioterapia na sociedade. Estas responsabilidades são exercidas de acordo com os princípios éticos fundamentais que regem toda a prática profissional. Isto implica um profundo respeito pela dignidade do indivíduo, a proteção dos seus direitos humanos, bem como uma marcada responsabilidade, honestidade e sinceridade em todas as interações com os utentes. Dentro destas responsabilidades está a tarefa de estabelecer e aplicar uma vasta gama de meios físicos com efeitos terapêuticos no tratamento de utentes de várias especialidades médicas e cirúrgicas. Estes meios físicos incluem, entre outros, a aplicação de eletricidade, calor, frio, massagem, água, ar, movimento, luz e exercícios terapêuticos especializados. Estas intervenções são aplicadas em áreas como a cardiopulmonar, ortopedia, lesões neurológicas, maternidade pré e pós-natal, entre outras. Para além disso, estão incluídos no campo da fisioterapia procedimentos e tratamentos manuais específicos, alternativos ou complementares (5).

Estas responsabilidades são exercidas em diversos contextos, desde instituições de saúde a centros de ensino, instalações desportivas, consultórios de fisioterapia, centros de reabilitação e ginásios, entre outros. Uma vez que os fisioterapeutas cumpram os requisitos estabelecidos pela legislação aplicável, adquirem plenos direitos e poderes para exercer a sua profissão, independentemente da modalidade ou título jurídico sob o qual prestam os seus serviços. Importa sublinhar que o livre exercício da profissão de fisioterapeuta se processa num contexto de livre concorrência e está sujeito a regulamentação específica, nomeadamente no que respeita à oferta de serviços e à determinação da remuneração, de acordo com a legislação em vigor em matéria de defesa da concorrência e de concorrência desleal (5).

1.2. História de pontos-gatilho miofasciais (MTrPs).

A compreensão da dor músculo-esquelética tem avançado significativamente, centrando-se na identificação de fontes e causas específicas, como a neuropática, a disfunção articular, as causas musculares e a modulação da dor pelo sistema nervoso central. A história da dor muscular foi extensamente revista durante o século XX e recentemente actualizada, destacando as publicações que sustentam a nossa atual compreensão da dor miofascial do ponto de gatilho (TP).

No século XIX, Froriep descreveu "Muskel Sch wiele" como durezas dolorosas e palpáveis nos músculos, enquanto Adler, na América, utilizou o termo "reumatismo muscular" e introduziu o conceito de dor que irradia de pontos sensíveis. Em Inglaterra, Gowers, Stockman e Llewellyn Jones introduziram o termo "fibrosite", enquanto na Alemanha, Schmidt utilizou "Muskelrheumatismus". Schade, em 1919, descobriu que a rigidez muscular persistia mesmo após a morte, sugerindo que a causa não era a contração muscular ativa, e propôs o termo "Myogelosen". Durante as décadas seguintes, vários investigadores, como F. Lange e M. Lange, contribuíram para a compreensão das respostas musculares e dos PGs. Em 1937, Hans Kraus utilizou pela primeira vez um spray de cloreto de etilo para tratar os "Muskelhiirten" e, mais tarde, os PGs. Kellgren, em 1938, demonstrou padrões de dor referida através da injeção de solução salina nos músculos. Neste mesmo período, três médicos, Michael Gutstein, Michael Kelly e Janet Travell, identificaram PGs miofasciais em diferentes regiões do mundo, cada um utilizando termos de diagnóstico diferentes, mas descrevendo caraterísticas semelhantes, tais como dureza palpável, pontos de extrema sensibilidade, dor referida e alívio por massagem ou infiltração. Travell, em particular, teve uma influência duradoura com mais de 40 artigos publicados entre 1942 e 1990, e o seu "Manual of Trigger Points" publicado em 1983 e 1992, onde documentou os padrões de dor dos PGs em 32 músculos esqueléticos (6).

Estudos patológicos têm tentado identificar a causa dos PGs. Miehlke e colaboradores efectuaram um estudo exaustivo sobre a fibrosite, encontrando achados distróficos nos casos mais sintomáticos. A relação entre a fibromialgia e os PGs tem sido objeto de debate, mas em 1990, um grupo de reumatologistas estabeleceu critérios de diagnóstico para a fibromialgia, ligando-a à disfunção do sistema nervoso central. Em meados dos anos 80, A. Fischer desenvolveu um algómetro de pressão para medir a sensibilidade dos PG e os pontos hipersensíveis na fibromialgia (6).

Finalmente, estudos recentes de EMG com agulha efectuados por Hubbard e Berkoff em 1993 e experiências com coelhos efectuadas por Hong e Torigoe em 1994 confirmaram que uma área disfuncional da placa motora é a principal localização da fisiopatologia do PG. Um outro avanço foi o estudo de fiabilidade inter-examinadores realizado por Gerwin em 1994, que demonstrou uma identificação fiável dos critérios do PG miofascial em cinco músculos (6).

1.3. Definição de PGM.

A Síndrome Dolorosa Miofascial (SPM) é uma doença caracterizada por um conjunto de sinais e sintomas sensoriais, motores e autonómicos resultantes da presença de pontos-gatilho miofasciais (PTM). Estes MTP são áreas hiperirritáveis dentro de uma faixa apertada de músculo esquelético, que se apresentam como nódulos palpáveis e são dolorosos quando pressionados, esticados ou contraídos (6). Para além da dor localizada, os PGM podem causar dor referida, disfunção motora e fenómenos autonómicos, como alterações da temperatura da pele ou sudação anormal, e têm um diâmetro entre 2 e 5 mm. Para diagnosticar a MDS, é crucial identificar todos os PGM que contribuem para os sintomas, mesmo que alguns deles não estejam clinicamente activos. A MDS pode afetar um único músculo (MDS monomuscular) ou envolver grupos musculares maiores ou regiões anatómicas (7).

O conceito de MTrPs evoluiu desde que o termo foi introduzido pelo cirurgião ortopédico A. Steindler em 1940, que observou que as infiltrações de novocaína nestes pontos aliviavam determinadas dores musculares. No entanto, a definição mais comummente utilizada para os pontos de gatilho é dada por Janet Travell e David Simons em 1992: "Um ponto de gatilho miofascial (MTrP) é um ponto muscular extremamente irritável, associado a um nódulo hipersensível palpável dentro de uma faixa apertada". Eles estiveram entre os pioneiros na investigação e publicação de MTrPs, desenvolvendo um manual que se tornou uma referência para estudos subsequentes. Historicamente, os PGM têm sido conhecidos por vários nomes, o que tem gerado confusão. No entanto, a terminologia desenvolvida por Travell e Simons tem sido amplamente aceite na comunidade científica. Estes pontos de gatilho, quando encontrados nos músculos esqueléticos, podem desencadear dor referida, hipersensibilidade e disfunção, tornando essencial um diagnóstico preciso e um tratamento adequado (8).

1.4. Importância dos PGMs em Fisioterapia

A musculatura esquelética, o maior órgão do corpo humano e responsável por quase 50% do peso corporal, é composta por cerca de 400 músculos. Estes músculos podem desenvolver pontos de gatilho miofasciais (MTrPs) que causam dor e disfunção motora, por vezes irradiando para outras áreas. Não se pode afirmar que todos os pontos dolorosos ao toque são MTPs, para ser considerado um ponto de gatilho devemos observar outras caraterísticas que serão detalhadas mais adiante na secção sobre o diagnóstico dos pontos de gatilho. Este tipo de dor complica o diagnóstico e pode levar a um tratamento inadequado. Pelo menos 30% da população apresenta sintomas musculares, e muitos casos correspondem à síndrome miofascial (SMF), um problema comum mas subdiagnosticado, especialmente porque nem sempre apresenta alterações visíveis em exames de imagem ou análises (9).

A MFS é uma doença incapacitante, especialmente na população em idade ativa, e embora seja tratável, uma gestão eficaz requer não só o alívio da dor, mas também a correção de problemas estruturais e posturais. O diagnóstico e o tratamento corretos desta condição são cruciais para melhorar a qualidade de vida dos doentes (10). A MWS está associada a várias queixas músculo-esqueléticas, tais como dor lombar (11), dor cervical (12), dores de cabeça (13, 14) ou dor escapular (15). As MMPs podem ser a causa primária da dor ou uma complicação secundária de outras patologias. Embora a dor miofascial não ponha em risco a vida, pode afetar gravemente a qualidade de vida.

É essencial diferenciar a SMD de outras doenças, como a fibromialgia, uma vez que, embora partilhem alguns sintomas, os seus tratamentos são diferentes. A fibromialgia, que é uma doença diferente da SMD, tem sido associada à SMD devido à semelhança de alguns dos seus sintomas. A fibromialgia caracteriza-se por um processo de sensibilização central que provoca dores generalizadas em vários tecidos, incluindo os músculos. Para fazer avançar a investigação sobre a fibromialgia e facilitar o seu diagnóstico e classificação, foram identificados 18 pontos de dor de pressão específicos, a maioria dos quais se sobrepõe aos pontos de gatilho miofasciais. Esta sobreposição, juntamente com a falta de conhecimento sobre a MDS e as dificuldades no seu diagnóstico, tem levado à confusão e a diagnósticos incorrectos. É muito comum que as pessoas com fibromialgia tenham também MDS, mas o inverso não é tão comum (16).

Os custos associados à dor miofascial são elevados e, na maior parte dos casos, evitáveis. Muitas pessoas sofrem de dores persistentes que poderiam melhorar com um diagnóstico e tratamento adequados. A incapacidade de reconhecer a natureza miofascial da dor leva a diagnósticos incorrectos, criando frustração e impedindo um tratamento eficaz. É crucial que os profissionais de saúde melhorem a sua formação e compreensão dos PGs miofasciais para reduzir o sofrimento e os custos associados à dor crónica não tratada. Além disso, o aumento da investigação e da sensibilização para esta condição pode otimizar os tratamentos e melhorar a qualidade de vida dos doentes (16).

1.5. Epidemiologia dos PGMs.

Os pontos-gatilho miofasciais (PGs) são extremamente comuns e afectam uma grande percentagem da população. Num estudo realizado com 200 jovens adultos assintomáticos, verificou-se que 54% das mulheres e 45% dos homens apresentavam PGs nos músculos da cintura escapular. Para além disso, 25% destes indivíduos com PGs latentes sentiam dor referida. Num outro estudo com 269 estudantes de enfermagem, foram identificados PGs em 54% dos músculos pterigóides laterais direitos, 45% dos músculos masseteres profundos direitos, 43% da parte anterior dos músculos temporais direitos e 40% dos músculos pterigóides mediais direitos. Quanto aos músculos do pescoço, 35% do esplénio da cabeça e 33% do trapézio direito apresentavam PG. Um neurologista examinou 96 pacientes numa clínica de dor e constatou que, em 93% dos casos, pelo menos parte da dor era causada por PGs miofasciais, sendo a causa primária da dor em 74% desses pacientes. Além disso, numa clínica ortopédica, 21% dos doentes com dor músculo-esquelética tinham PGs activos no músculo piramidal (17).

Os dados mostram que os PGs miofasciais são uma fonte significativa de dor e disfunção, com prevalência variável entre diferentes estudos e populações. No entanto, estes pontos de gatilho continuam a ser subdiagnosticados devido à falta de critérios de diagnóstico claros e a uma formação insuficiente neste domínio. Isto contribui para um diagnóstico errado e para o sofrimento desnecessário dos doentes, bem como para custos económicos elevados devido à perda de produtividade e a tratamentos inadequados. Em resumo, os PGs miofasciais afectam uma percentagem significativa da população e são uma das principais causas de dor músculo-esquelética, sublinhando a necessidade de uma maior atenção ao seu diagnóstico e tratamento adequado na prática clínica (17).

2. ANATOMIA E FISIOLOGIA DA PGM.

2.1. Fisiologia dos PGMs.

2.1.1. Estrutura e função dos músculos.

O músculo esquelético é composto por fascículos, cada um contendo aproximadamente 100 fibras musculares. Cada fibra muscular contém entre 1.000 e 2.000 miofibrilas, que são cadeias de sarcómeros ligados em série. O sarcómero, a unidade contrátil básica, é constituído por filamentos de actina e miosina que interagem para gerar força contrátil. Durante a contração, as cabeças de miosina, actuando como ATPases, ligam-se à actina, impulsionadas pela energia do ATP e activadas pelo cálcio libertado do retículo sarcoplasmático. A força contrátil de um sarcómero depende do seu comprimento; esta diminui se o sarcómero for demasiado esticado ou encurtado (18).

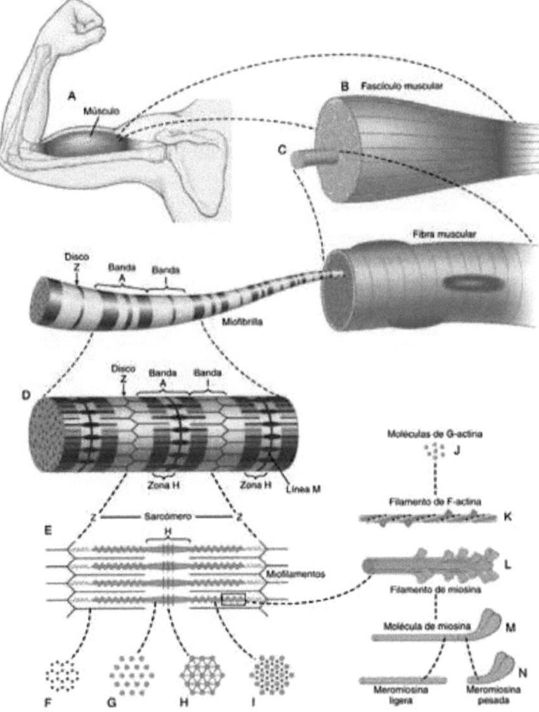

Figura 1: Esquema da estrutura e da organização do músculo esquelético (18).

2.1.2. Unidade motora

A estrutura anatómica e funcional responsável pela contração muscular é denominada unidade motora. Esta unidade é composta por um neurónio motor e por todas as fibras musculares que são controladas por ele. A estimulação de um neurónio motor provoca a ativação de todas as fibras por ele inervadas, ou seja, quando uma unidade motora é activada, todas as suas fibras musculares se contraem. A análise da anatomia e da fisiologia da unidade motora tem implicações importantes para o diagnóstico e o acompanhamento das doenças neuromusculares. O registo dos potenciais eléctricos musculares através de técnicas electrofisiológicas, como a eletromiografia (EMG), permite deduzir a estrutura, o estado e a função do músculo, desempenhando um papel crucial no diagnóstico das doenças neuromusculares (19).

A unidade motora é a via final que permite ao sistema nervoso central controlar a atividade muscular voluntária. É composta por um neurónio motor, o seu axónio e todas as fibras musculares que inerva. Cada fibra muscular é inervada por um único neurónio motor, e o neurónio motor define o tipo de fibra muscular. Nos músculos posturais e dos membros, uma unidade motora pode conter entre 300 e 1.500 fibras. A propagação do potencial de ação do neurónio motor para as fibras musculares gera uma contração quase simultânea de todas as fibras inervadas, dando origem a um potencial de ação da unidade motora. O tamanho de uma unidade motora e a sua distribuição variam de músculo para músculo, afectando o controlo motor e a precisão dos movimentos (19).

2.1.3. Placas do motor

A placa motora é a estrutura que liga o terminal da fibra nervosa do neurónio motor à fibra muscular, onde o sinal elétrico do nervo é convertido num mensageiro químico (acetilcolina) que desencadeia um sinal elétrico na membrana da fibra muscular. A região onde estas placas motoras inervam as fibras musculares é conhecida como "ponto motor", que é fundamental para o diagnóstico e tratamento dos pontos-gatilho miofasciais (PT). As placas motoras estão normalmente localizadas perto do centro das fibras musculares na maioria dos músculos esqueléticos, como demonstrado nos estudos de Coers e Woolf, e Aquilonius em diferentes músculos humanos (20).

Compreender a localização das placas motoras é crucial para diagnosticar e tratar os PGs. Em geral, as placas motoras estão localizadas no centro das fibras musculares. No entanto, existem excepções; alguns músculos, como o reto abdominal e o semitendinoso, têm intersecções que dividem o músculo em segmentos, cada um com a sua própria área de placas motoras. O músculo sartório tem placas motoras espalhadas por todo o músculo, sem uma zona definida. Este padrão também pode ser observado no músculo grácil, embora com variabilidade entre indivíduos. Em certos músculos compartimentados, cada compartimento tem a sua própria zona de placas motoras, inervada por um ramo específico do nervo motor, como no extensor radial longo do carpo e no masseter. O gastrocnémio tem uma disposição angular das fibras que permite maior força com menor mobilidade, com as placas motoras localizadas ao longo do centro de cada compartimento muscular. As placas motoras estão alinhadas transversalmente às fibras musculares, seguindo os pequenos feixes neurovasculares que as atravessam. Estes feixes incluem nervos sensoriais e autonómicos, cuja proximidade às placas motoras é relevante para a compreensão da dor e dos fenómenos autonómicos associados aos PGs (20).

2.1.4. Junção Neuromuscular

Nos seres humanos, a organização é diferente da dos animais, a coloração com colinesterase revela múltiplos aglomerados de fendas sinápticas numa placa motora, que podem funcionar como várias sinapses pequenas, explicando a série de picos nas fibras musculares. A junção neuromuscular é uma sinapse dependente da acetilcolina (ACh) como neurotransmissor. O terminal nervoso liberta pacotes de ACh, um processo que requer energia produzida pelas mitocôndrias. Quando um potencial de ação chega ao neurónio motor, os canais de cálcio dependentes da voltagem abrem-se, permitindo a entrada de iões de cálcio e estimulando a libertação de ACh. A ACh é libertada na fenda sináptica e passa para os receptores na membrana pós-sináptica da fibra muscular. A colinesterase cliva rapidamente a ACh, limitando a sua ação e permitindo uma resposta rápida a novos potenciais de ação. A libertação de pacotes individuais de ACh produz potenciais de placa em miniatura, enquanto a libertação maciça durante um potencial de ação despolariza a membrana pós-sináptica, gerando um potencial de ação que se propaga ao longo da fibra muscular (20).

Na eletromiografia dos pontos-gatilho miofasciais activos, detecta-se um ruído de placa, anomalia que não se observa com a mesma frequência nos músculos sãos. Este fenómeno, ligado a uma libertação anormal de acetilcolina em repouso na placa motora destes pontos, é considerado uma disfunção primária na síndrome da dor miofascial, segundo a teoria de Simons. Estudos em modelos animais apoiaram esta teoria, mostrando que a infiltração de toxina botulínica nos pontos-gatilho reduz o ruído da placa. O excesso de acetilcolina provoca pequenas explosões de potenciais de ação, resultando numa despolarização constante da fibra muscular, o que gera um encurtamento sustentado conhecido como nó de contração. Este processo danifica a fibra muscular, criando um ciclo de desgaste que liberta substâncias nociceptivas, perpetuando a dor e a formação de novos pontos de gatilho. Os pontos de gatilho miofasciais estão também associados à convergência de redes neurais dolorosas no gânglio da raiz dorsal, o que pode explicar a sua associação a várias condições, como a cefaleia de tensão. A dor referida e a hiperalgesia são caraterísticas distintivas destes pontos. A rápida contração local a estímulos mecânicos, conhecida como resposta contrátil local, é outra caraterística da síndrome da dor miofascial. Esta resposta é observada apenas em músculos com inervação intacta e é significativamente reduzida se a ligação à medula espinal for interrompida. A dor crónica amplifica os estímulos nociceptivos, sensibilizando os neurónios da medula espinal e facilitando a transmissão da dor. A libertação de substâncias nociceptivas, como as citocinas e os neuropeptídeos, provoca vasodilatação e isquémia, contribuindo para a dor muscular associada à síndrome (21).

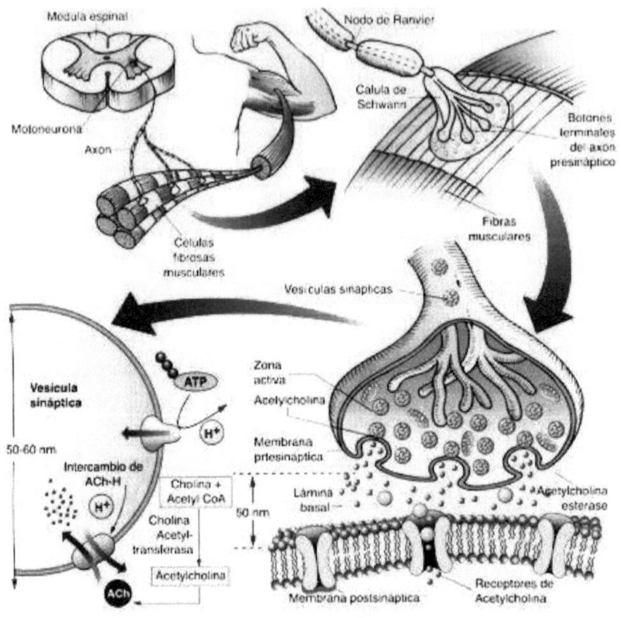

Figura 2: Esquema da junção neuromuscular: síntese e libertação de acetilcolina (22).

2.1.5. Fisiopatologia: Mecanismos bioquímicos dos PGMs.

As anomalias motoras e sensoriais dos pontos-gatilho miofasciais (MTrPs) não são totalmente compreendidas. Pensa-se que os MTrPs resultam de disfunções na junção neuromuscular e no tecido conjuntivo circundante. Estudos electromiográficos mostram atividade eléctrica espontânea (SEA) nos PTM, possivelmente causada por uma libertação excessiva de acetilcolina (ACh), resultando em contratura muscular e elevada exigência metabólica. Isto poderia explicar a presença de bandas musculares apertadas. A "Hipótese do Ponto Gatilho Integrado" sugere que a contração sustentada dos sarcómeros e a redução do fluxo sanguíneo local provocam uma crise energética que perpetua a dor. Por outro lado, a "Hipótese Cinderela" propõe que as pequenas fibras musculares, activadas durante um esforço prolongado, ficam sobrecarregadas e contribuem para o desenvolvimento de MTrPs. Os MTrPs estão associados à ativação de nociceptores, receptores de dor nos músculos e nos tecidos circundantes. Vários estímulos químicos libertados durante a lesão dos tecidos (como a bradicinina, a serotonina e o ATP) contribuem para a dor e a inflamação, e a libertação persistente destas substâncias sensibiliza os nociceptores, aumentando a perceção da dor. A sensibilização periférica e central é fundamental na transição da dor normal para a dor crónica. A sensibilização periférica ocorre no local da lesão, enquanto a sensibilização central ocorre quando a entrada prolongada de sinais dolorosos induz alterações no sistema nervoso central, causando hiperalgesia e alodinia (23).

Na Síndrome de Dor Miofascial (SPM), os MTrP activos podem induzir alterações nos neurónios da medula espinal, expandindo as áreas de dor e provocando respostas exageradas à dor. Neurotransmissores como o glutamato e a substância P (SP) causam hiperexcitabilidade neuronal e alterações duradouras no sistema nervoso. As células gliais também libertam citocinas inflamatórias que aumentam a sensibilidade neuronal. Estudos de microdiálise demonstraram que os MTrP activos têm níveis elevados de substâncias associadas à dor e à inflamação em comparação com os músculos normais. Técnicas como o agulhamento seco podem reduzir estas substâncias, aliviando a dor e a rigidez (23).

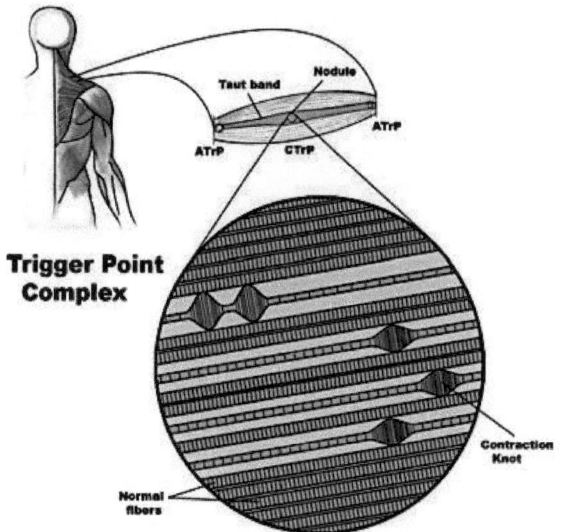

Figura 3 - Esquema de um complexo de pontos de gatilho (23).

Papel das substâncias bioquímicas associadas à dor e à inflamação (23):

- pH: Os níveis ácidos nos músculos estão associados à dor e à redução da sensibilidade dos nociceptores. A acidose ativa os canais iónicos sensíveis ao ácido (ASIC) e os nociceptores vanilóides, contribuindo para a hiperalgesia.

- Neuropeptídeos: o SP sensibiliza os nociceptores e provoca respostas inflamatórias. O péptido relacionado com o gene da calcitonina (CGRP) modula os terminais dos nociceptores e pode intensificar a resposta ao excesso de ACh.
- Catecolaminas: Encontram-se níveis elevados de norepinefrina (NE) e serotonina (5-HT) nos PTM activos. A 5-HT tem efeitos pró-nociceptivos e a NE pode estar relacionada com o aumento da atividade simpática nos PTM.
- Citocinas: As elevações de TNF-α, IL-1β, IL-6 e IL-8 estão associadas à inflamação e à dor. Estas citocinas sensibilizam os nociceptores e têm efeitos dependentes do tempo e da dose. É necessária mais investigação para compreender a cascata de citocinas na dor muscular.

Os MTrP são comuns e complexos na dor músculo-esquelética não articular e são frequentemente encontrados em indivíduos assintomáticos. As técnicas microanalíticas permitem o estudo direto do ambiente bioquímico dos MTrPs, revelando elevações de substâncias relacionadas com a dor e a inflamação. A investigação futura deve centrar-se na identificação dos mecanismos responsáveis pela SPM, a fim de desenvolver tratamentos eficazes que abordem esses mecanismos e os factores que perpetuam a síndrome.

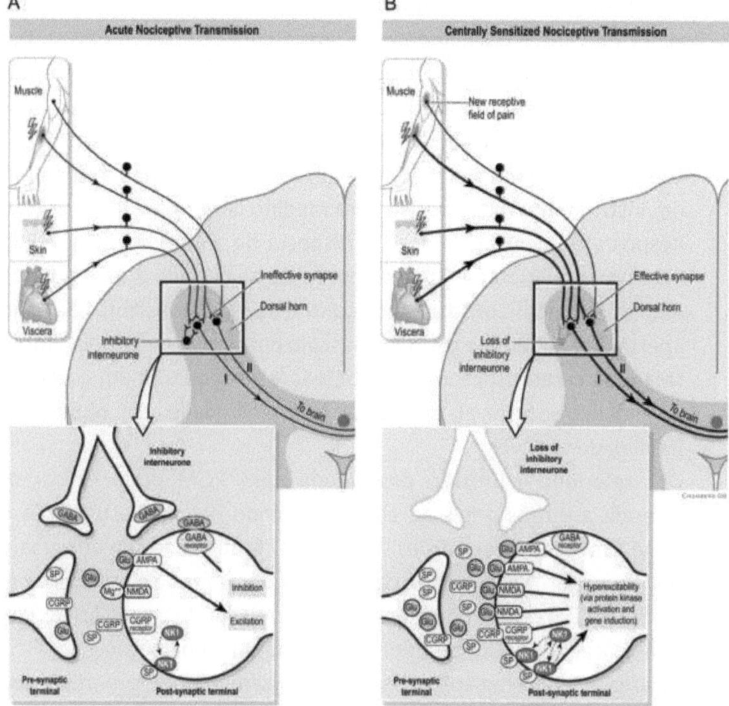

Figura 4. Transição da perceção normal para a perceção patológica da dor através da sensibilização central no corno dorsal da medula espinal. Caixas de transmissão sináptica central (A) Transmissão nociceptiva aguda. Os sinais nociceptivos podem ter origem em neurónios aferentes musculares, cutâneos ou viscerais. (B) Transmissão nociceptiva centralmente sensibilizada (23).

2.2. Caraterísticas dos PGMs.

Seguem-se as principais caraterísticas clínicas dos pontos-gatilho miofasciais (MTrPs) que os fisioterapeutas devem reconhecer para o diagnóstico da síndrome do ponto-gatilho miofascial (STM) (24):

- Tensão e banda tensa: Os músculos com um PGM sentem-se apertados à palpação, especialmente em comparação com o lado oposto saudável. Este aperto deve-se à presença de bandas apertadas no músculo afetado. A banda tensa é uma caraterística distintiva do PGM, embora possa ser difícil de identificar em músculos profundos ou com excesso de gordura.

- Ponto focal de dor: Ao palpar a banda tensa, identifica-se um ponto específico que é visivelmente doloroso, conhecido como PGM. Uma pressão moderada sobre este ponto pode provocar uma resposta dolorosa intensa, conhecida como o sinal do salto. Este sinal indica uma elevada sensibilidade no PGM, embora a sua variabilidade e subjetividade o tornem menos fiável nos estudos, sendo a algometria um instrumento mais preciso para medir o limiar da dor.
- Resposta de contração local: A resposta de contração local (REL) é observada quando o PGM é comprimido ou quando é realizada uma palpação rápida. Consiste numa contração rápida das fibras da banda apertada, enquanto o resto do músculo permanece relaxado. Embora seja uma caraterística importante, não é considerada um critério de diagnóstico essencial devido à sua dificuldade de obtenção e fiabilidade variável.
- Dor referida: A pressão prolongada num PGM pode causar dor referida a outras áreas do corpo, seguindo padrões específicos do PGM. Embora estes padrões sejam consistentes, não são universais e podem variar. A capacidade de provocar dor referida é variável e nem sempre é um critério de diagnóstico fiável, sendo a punção do PGM mais eficaz na indução de dor referida do que a palpação.
- Rigidez e encurtamento: Os PGM causam rigidez em repouso e encurtamento do músculo afetado, o que pode limitar a mobilidade das articulações e causar dor quando o músculo é esticado.
- Fraqueza e dor durante a contração: Os músculos com PGM podem apresentar fraqueza sem atrofia, provavelmente devido a uma inibição central. A eletromiografia mostra que estes músculos se cansam mais facilmente e têm uma recuperação mais lenta após o exercício. A contração muscular tende a ser mais dolorosa quando o músculo está encurtado.
- Mecanismo de ativação: Os PGM podem ser activados por mecanismos diretos (como o traumatismo ou a sobrecarga) ou indirectos (como outros PGM, doenças viscerais ou stress). A identificação destes mecanismos pode ajudar no diagnóstico da MDS.

Estas caraterísticas clínicas são fundamentais para o diagnóstico e tratamento dos pontos-gatilho miofasciais e podem variar de apresentação entre indivíduos.

2.3. Tipos de PGMs

Os pontos de gatilho musculares são zonas hipersensíveis dentro de um músculo esquelético que, quando pressionadas, causam dor local e, frequentemente, dor referida noutras zonas do corpo. São classificados de várias formas, de acordo com a sua atividade, origem e comportamento clínico. Os principais tipos de pontos de gatilho musculares são descritos em seguida (25, 26).

2.3.1. De acordo com a sua atividade.

- Pontos-gatilho activos: São a causa direta da dor. São aqueles que provocam dor espontânea e constante, mesmo sem pressão ou estímulo. Estes pontos de gatilho são a causa direta da dor e estão frequentemente associados a uma diminuição da funcionalidade do músculo afetado. Quando pressionados, reproduzem a dor referida e podem desencadear uma resposta de espasmo muscular. Os pontos-gatilho activos são responsáveis pela síndrome da dor miofascial e podem causar disfunções musculares significativas (25, 26).
- Pontos-gatilho latentes: Não causam dor a menos que sejam estimulados por pressão ou atividade muscular específica. Embora não sejam dolorosos ao toque num estado normal, podem limitar a mobilidade e causar fraqueza muscular. Os pontos-gatilho latentes podem ser activados em situações de stress, uso excessivo do músculo, lesão ou fadiga, tornando-se pontos-gatilho activos. São os mais comuns e podem permanecer latentes durante longos períodos de tempo (25, 26).

2.3.2. De acordo com a sua origem:

- Pontos-gatilho primários: desenvolvem-se de forma independente e não têm uma causa subjacente clara. Estão diretamente relacionados com o esforço excessivo dos músculos, a utilização excessiva, uma postura incorrecta ou um traumatismo. São estes pontos que desencadeiam inicialmente a dor muscular e, se não forem tratados, podem contribuir para o desenvolvimento de outros pontos de gatilho nos músculos vizinhos (25, 26).
- Pontos-gatilho secundários: Têm origem noutra patologia ou disfunção, como a compressão de um nervo, a radiculopatia (irritação da raiz nervosa) ou a disfunção articular. Estes pontos desenvolvem-se normalmente em resposta à tensão muscular gerada pela doença primária e o seu tratamento deve incluir a causa subjacente para uma recuperação completa (25, 26).

2.3.3. De acordo com a sua relação com outros pontos de ativação.

- Pontos-gatilho satélites: desenvolvem-se em áreas próximas de um ponto-gatilho primário que esteve ativo durante muito tempo sem tratamento adequado. Como o ponto de gatilho primário permanece ativo, pode gerar tensão excessiva nos músculos próximos, levando ao desenvolvimento destes pontos de gatilho satélite. É importante tratar tanto os pontos-gatilho primários como os pontos-gatilho satélite para conseguir um alívio completo da dor (25, 26).
- Pontos-gatilho associados: Estes pontos-gatilho encontram-se em músculos que estão funcional ou biomecanicamente relacionados com o músculo que contém o ponto-gatilho primário. Os pontos-gatilho associados podem desenvolver-se em resposta a uma sobrecarga compensatória dos músculos vizinhos, numa tentativa de aliviar a dor ou a disfunção do músculo primariamente afetado (25, 26).

2.3.4. Dependendo do tipo de dor gerada.

- PGMs centrais: Estão localizados na área da placa motora do músculo, onde placas motoras disfuncionais causam uma crise de energia. Esta disfunção gera nódulos de contração, que formam um nódulo dentro de uma banda apertada. Estes pontos de gatilho centrais estão associados à sensibilização dos nociceptores locais na zona, gerando dor. É importante notar que estes pontos aparecem na região do músculo onde se encontram as placas motoras, ou pontos motores (25, 26).
- PGMs de inserção: ocorrem nos locais de inserção muscular, onde as fibras musculares estão ancoradas aos tendões, aponeurose ou osso. O aumento sustentado da tensão nestas fibras pode causar entesopatia, com inflamação e aumento da sensibilidade na área de inserção. Isto pode ser mais evidente nos músculos que têm uma separação suficiente entre as junções miotendinosas e tenoperiosteais, resultando na presença de dois PGs de inserção distintos (25, 26).

2.4. Mecanismo de formação de PGMs.

A dor miofascial pode ser causada por uma variedade de factores que podem atuar isoladamente ou em combinação. É essencial compreender estes factores para tratar corretamente a dor e evitar a sua persistência. Os principais factores desencadeantes são enumerados a seguir:

2.4.1. Factores desencadeantes.

- Trauma agudo: Após um trauma significativo, como um acidente ou uma lesão, pode ocorrer dor miofascial se a dor persistir para além da fase aguda da recuperação. Em circunstâncias normais, a dor deve diminuir à medida que o tecido cicatriza. No entanto, quando persiste, é importante considerar a possibilidade de dor miofascial, caracterizada por pontos de gatilho nos músculos afectados (27).
- Anomalias posturais: As posturas mantidas durante as actividades diárias, como a leitura, a escrita ou as tarefas de trabalho, podem induzir stress muscular. Uma má postura durante estas actividades pode causar tensão nos músculos e ativar pontos de gatilho. A acumulação de tensão em determinadas posições posturais pode levar à formação de bandas apertadas nos músculos, que, por sua vez, podem desencadear dores miofasciais (27).
- Factores mecânicos: As alterações esqueléticas, como os desvios da coluna vertebral ou os problemas articulares, podem provocar alterações nos músculos que tentam compensar essas anomalias. Por exemplo, o desalinhamento da coluna vertebral pode resultar em tensão adicional nos músculos do pescoço e das costas, o que pode ativar pontos de gatilho e causar dor (27).
- Acidentes de viação: As pessoas envolvidas em acidentes de viação sofrem frequentemente de dores miofasciais devido às lesões traumáticas e à tensão que sofrem durante o impacto (28).

2.4.2. Áreas comuns de afetação.

- Cabeça, pescoço, ombros, ancas e região lombar: Estas áreas são frequentemente afectadas pela dor miofascial porque os músculos destas regiões estão constantemente a trabalhar contra a gravidade ou a realizar movimentos repetitivos. Os músculos que mantêm a postura ou participam em actividades diárias repetitivas estão em risco de desenvolver pontos de gatilho (28).

2.4.3. Factores psicológicos.

- Stress e depressão: O stress prolongado e a depressão podem afetar os músculos causando tensão prolongada. Estas condições podem desencadear pontos de gatilho e dor miofascial, alterando a forma como o corpo lida com o stress e a tensão (26).
- Perturbações do sono: A falta de um sono reparador pode impedir o relaxamento adequado dos músculos, fazendo com que estes permaneçam num estado de tensão contínua. Isto pode levar à formação

de pontos de gatilho e dor miofascial, bem como hiperirritabilidade muscular (26).

2.4.4. Factores nutricionais e endócrinos.

- Deficiências nutricionais: As deficiências de vitaminas essenciais, como B1, B12, C e ácido fólico, e de minerais como o cálcio, o potássio, o ferro e o magnésio podem contribuir para o desenvolvimento de pontos-gatilho. A falta destes nutrientes essenciais pode afetar a saúde muscular e predispor à formação de pontos-gatilho (26).
- Distúrbios endócrinos: Problemas com o metabolismo da tiroide ou outras disfunções endócrinas podem afetar a função muscular e contribuir para a dor miofascial. Os distúrbios hormonais podem influenciar a forma como os músculos respondem ao stress e à tensão, exacerbando a dor miofascial (26).

2.4.5. Degenerativo

Com a idade, os tecidos musculares podem perder elasticidade e flexibilidade devido ao envelhecimento, tornando os músculos mais propensos a desenvolver MGPs. A degeneração estrutural relacionada com a idade também pode contribuir para a formação destes pontos (28).

2.4.6. Compressão de uma raiz nervosa.

A compressão ou irritação de uma raiz nervosa pode causar a sensibilização do segmento espinal correspondente e levar ao desenvolvimento de PGMs nos músculos inervados por essa raiz nervosa. Isto pode ocorrer devido a hérnias discais, estenose espinal ou outras condições neurológicas (28).

2.4.7. Desequilíbrio muscular crónico.

A falta de atividade física pode levar ao enfraquecimento dos músculos dinâmicos, tornando-os mais propensos a desenvolver PGM. A inatividade também pode contribuir para uma má postura e desequilíbrios musculares. Por outro lado, os músculos que estão inactivos ou que não são utilizados corretamente podem tornar-se fracos e menos eficientes, o que pode levar à compensação por outros músculos e à formação de PGM. Por outro lado, se os músculos que trabalham para manter a postura se tornarem excessivamente tensos e rígidos, especialmente se forem sujeitos a stress contínuo ou má postura, isso contribui para a formação de PGMs (28).

Os factores que desencadeiam a dor miofascial podem também tornar-se factores duradouros se não forem devidamente tratados. A identificação exacta e a correção destes factores são essenciais para uma gestão eficaz da dor miofascial e para evitar a sua recorrência. Abordar não só a dor atual, mas também as causas subjacentes, pode ajudar a eliminar a dor e a prevenir o seu regresso.

Factores de manutenção
Idade avançada
Postura (incluindo no trabalho)
Obesidade
Anorexia
Tecido cicatricial (pós-cirúrgico)
Desporto, lazer, hábitos
Padrões de stress e tensão
Perturbações metabólicas
Doença ou distúrbio
Deficiências vitamínicas
Anomalias congénitas (ósseas)
Tipo de fibra muscular
Direção/orientação das fibras musculares
Forma / morfologia do músculo (fusiforme, etc.)
Factores psicológicos
Cronicidade dos pontos de gatilho

Tabela 1. Resumo dos factores de manutenção nos pontos PGM (29).

2.5. Sintomas e achados físicos dos PGMs.

Para compreender a origem da dor miofascial, é essencial compreender dois conceitos-chave, a tensão muscular e os pontos de gatilho. A tensão muscular resulta da combinação de dois factores diferentes, o tónus viscoelástico e a atividade contrátil. O tónus viscoelástico pode ser dividido em rigidez viscoelástica e rigidez elástica. A rigidez elástica está relacionada com o movimento, enquanto a rigidez viscoelástica depende da velocidade (25).

A atividade contrátil é classificada em três tipos: contratura, espasmo electrogénico (de origem patológica) e rigidez electrogénica. A contratura não gera atividade electromiográfica e tem origem no interior das fibras musculares. O espasmo electrogénico é uma contração muscular patológica e involuntária iniciada nos neurónios motores alfa e na placa motora. A rigidez electrogénica refere-se à tensão muscular resultante da contração em pessoas que não estão relaxadas (25).

Os PGs activos causam dor que o doente pode identificar quando pressionados, enquanto os PGs latentes podem aumentar a tensão muscular e causar encurtamento sem dor espontânea. Ambos os tipos de PGs podem gerar uma disfunção motora significativa. Os PGs activos podem induzir PGs satélite noutros músculos e, ao tratar o PG principal, o satélite é frequentemente inactivado também. Os PGs são normalmente activados por sobrecarga muscular, seja aguda, sustentada ou repetitiva, ou por manter o músculo numa posição encurtada. Também podem ser activados por compressão nervosa, interrompendo a comunicação entre os neurónios e as placas motoras (6, 30).

Os doentes com PGs activos sentem frequentemente dor difusa nos músculos e nas articulações, e a dor pode irradiar para longe do PG. A dor é referida em padrões específicos dos músculos e, por vezes, apresenta-se como dormência ou parestesia. Para além da dor, os PGs podem causar alterações nas funções autonómicas, como transpiração excessiva e problemas de equilíbrio, bem como fraqueza muscular e espasmos. Estas disfunções podem levar a uma diminuição da capacidade funcional e da coordenação motora (31, 32).

A dor associada aos PGs pode perturbar o sono, intensificando a sensibilidade à dor no dia seguinte. Manter o músculo numa posição encurtada ou sob pressão durante o sono pode aumentar a dor e afetar a qualidade do descanso (33).

Em termos de achados físicos num músculo afetado por PG, a dor aumenta com o alongamento, sendo também observada uma diminuição da força e da resistência muscular. Os PGs são identificados como nódulos dolorosos em bandas apertadas palpáveis dentro dos músculos. Quanto mais activos forem os PGs, mais grave é a restrição da amplitude de movimentos e o aumento da tensão muscular (6, 30).

À palpação de um músculo superficial, pode ser detectado um nódulo na banda apertada, que se estende desde o nódulo até às inserções musculares. Este sinal pode diminuir ou desaparecer após a inativação eficaz do PG. A palpação revela um nódulo extremamente sensível no interior da banda tensa. A resposta à dor pode variar com pequenas alterações na pressão aplicada. Para reconhecimento, a aplicação de pressão a um PG pode provocar um padrão de dor referida que o doente pode reconhecer como familiar, indicando que o PG está ativo. Este facto é crucial para o diagnóstico. Para além da dor projectada, os PGs podem causar hipersensibilidade à pressão e disestesias (34).

A palpação súbita de um PG provoca frequentemente um espasmo transitório nas fibras musculares. Este espasmo pode ser semelhante ao causado pela inserção de uma agulha. Os PGs activos reduzem a amplitude dos movimentos passivos devido à dor. Esta limitação é mais acentuada com o alongamento passivo do que com o movimento ativo do músculo. A amplitude de movimento recupera normalmente quando o PG é inactivado (35, 36).

Quando se contrai um músculo com um PG ativo contra uma resistência fixa, a dor intensifica-se, especialmente se o músculo estiver numa posição encurtada. Os músculos com PGs activos apresentam frequentemente fraqueza variável entre indivíduos e músculos (35, 36).

Estudos electromiográficos (EMG) mostram que estes músculos se cansam mais rapidamente e ficam exaustos mais cedo do que os músculos normais, muitas vezes devido à inibição reflexa causada pelo PG (37).

Sintomas de alterações autonómicas
Hipersalivação: aumento da saliva. Epilora: excesso anormal de lágrimas que escorrem pelas faces. Conjuntivite: vermelhidão ocular Ptose: inchaço das pálpebras Visão turva Aumento do corrimento nasal. Arrepios

Resumo dos sintomas das alterações autonómicas (29).

Achados físicos
Pequenos nódulos do tamanho de uma cabeça de alfinete. Nódulos do tamanho de ervilhas Grandes nódulos. Vários pacotes grandes lado a lado.

Pontos moles submersos em bandas tensas de músculo semi-duro que são palpados como uma corda.
Tiras em forma de corda dispostas lado a lado como esparguete parcialmente cozido.
A pele acima de um ponto de ativação é frequentemente ligeiramente mais quente do que a pele circundante devido ao aumento da atividade metabólica/autónoma.

Resumo dos resultados físicos (29).

3. AVALIAÇÃO E DIAGNÓSTICO.

3.1. Dor e sensibilidade referidas.

A dor referida e a hipersensibilidade são fundamentais para identificar os músculos responsáveis pela síndrome da dor miofascial. Os doentes desconhecem muitas vezes o ponto de gatilho (TP) no músculo que causa a dor, uma vez que a dor é frequentemente sentida em zonas afastadas do TP. Os padrões de dor referidos são previsíveis e ajudam a localizar o músculo afetado. A dor miofascial é profunda e contínua, embora possa apresentar-se como uma picada ou pontada aguda. Os padrões de dor referidos pelos PGs são normalmente direcionados para a periferia do corpo em 85% dos casos, enquanto apenas 10% dos padrões são locais. Os padrões são úteis para localizar o PG, mas confiar apenas na localização da dor referida pelo doente pode conduzir a erros na maioria dos casos. Para uma avaliação correta, recomenda-se a utilização de tabelas de pontos-gatilho. Além disso, quando os PGs estão mais activos, a dor é mais generalizada e intensa (38).

Nos desenhos de dor, as áreas vermelhas sólidas representam áreas essenciais de dor, enquanto as áreas pontilhadas mostram áreas menos comuns de dor. Um X preto ou branco indica a localização frequente de um PG, embora possam ser encontrados em qualquer parte do músculo afetado (6, 38).

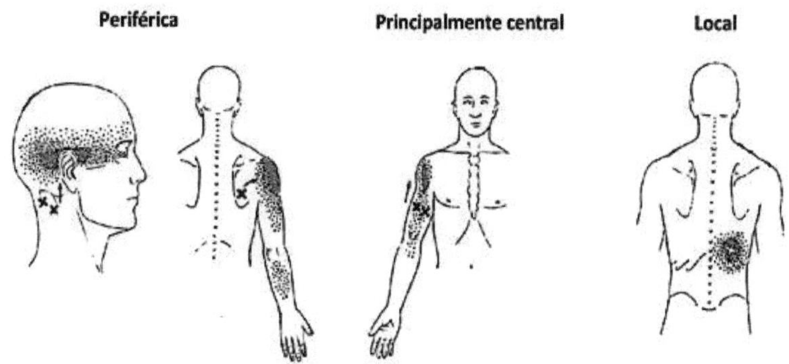

Figura 5. Direcções em que os PGM podem produzir dor (6).

O desenho de padrões de dor é uma ferramenta útil para localizar pontos de gatilho (TP) responsáveis pela dor miofascial, uma vez que as descrições verbais dos doentes são frequentemente imprecisas. São utilizadas silhuetas corporais em branco para que o doente ou o médico desenhem as áreas de dor, melhorando a comunicação e a precisão do diagnóstico. Este registo gráfico é essencial para comparar os padrões de dor do doente com padrões conhecidos de músculos individuais (6, 38).

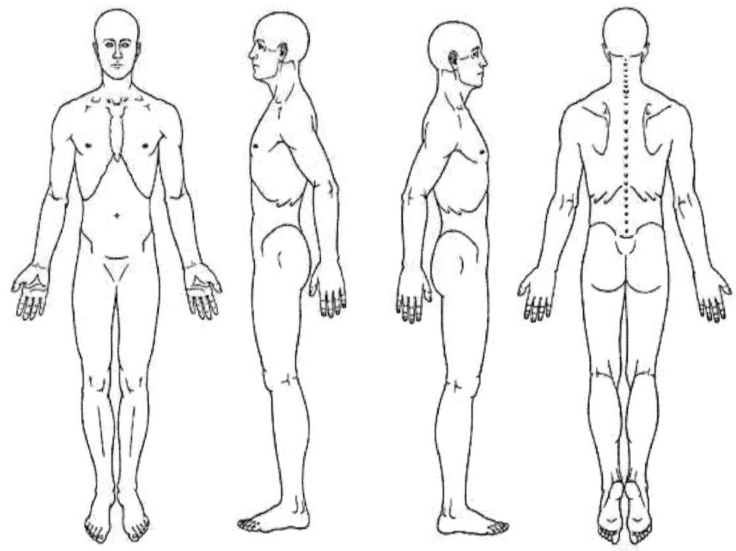

Figura 6. silhueta do corpo vista em vista frontal, lateral esquerda e direita e posterior para marcar a área dolorosa ou PGM (6).

O processo consiste em pedir ao doente que aponte para a zona dolorosa e o médico desenha-a na silhueta. O doente revê depois o desenho para o tornar mais exato. As zonas de dor mais intensa são assinaladas a vermelho sólido, enquanto as zonas de dor menos frequente ou menos intensa são pontilhadas. Podem ser utilizadas outras cores para a dormência ou o formigueiro. Os pontos de gatilho são marcados com um X e, após o tratamento, pode ser assinalado o local onde foi aplicado (6, 38).

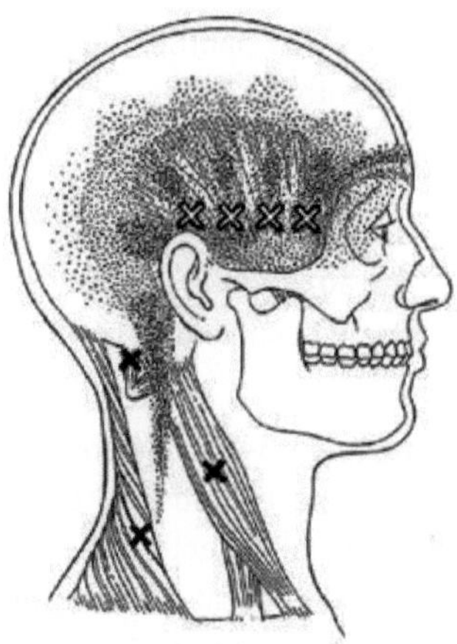

Padrão de dor na cefaleia de tensão comum, causado pela sobreposição dos padrões referidos (pontos) dos PGM no temporal (x branco), suboccipital (x preto superior), ECOM (x preto médio) e trapézio superior (x preto inferior) (6).

O registo destes detalhes ajuda a monitorizar a evolução da dor e dá uma imagem mais clara da origem do problema. Além disso, a comparação do padrão do doente com os gráficos de pontos de gatilho ajuda a confirmar que a sua dor é real e partilhada por outros doentes. Este facto reforça a confiança do doente e melhora a relação com o médico. A interpretação dos padrões iniciais de dor é fundamental para determinar se a dor provém de um ponto de gatilho miofascial (TP) de um único músculo ou de vários padrões sobrepostos. Os padrões miofasciais raramente são simétricos e a sua extensão pode aumentar com a atividade do PG. Quando vários músculos referem dor à mesma zona, esta pode ser mais dolorosa e hiperestésica. Para um tratamento bem sucedido, é importante inativar todos os PGs envolvidos (6, 38).

A história clínica deve incluir a evolução do padrão de dor, uma vez que um padrão estável sugere uma resolução mais rápida com o tratamento adequado. Se a dor se tiver propagado a vários músculos, é essencial eliminar os factores perpetuantes para um alívio duradouro. Nas consultas de acompanhamento, o sucesso do tratamento é medido comparando os padrões de dor anteriores com os padrões de dor actuais. Se o doente sentir a mesma dor após o tratamento, pode haver factores de perpetuação não resolvidos. Se for observada uma melhoria parcial, a dor pode ter mudado de localização, revelando outros PGs activos que têm de ser tratados.

Manter um registo detalhado dos padrões de dor é crucial para medir o progresso e ajustar o tratamento (6, 38).

3.2. Historial médico.

Avaliação inicial da história e dos registos do paciente. Antes da primeira consulta, pede-se ao doente que forneça uma cronologia dos acontecimentos importantes da sua vida. A cronologia deve incluir (39, 40, 41, 42).

- A cronologia dos acontecimentos da vida do doente deve incluir as datas e os locais de residência, os estudos, os casamentos, os filhos vivos (idades e locais de residência), as actividades desportivas, as viagens e as profissões (tipo de trabalho, local e empregador).
- A cronologia da história clínica deve incluir doenças, infecções, acidentes (fracturas, quedas, etc.), cirurgias, procedimentos dentários, gravidezes e abortos, alergias (testes e dessensibilização) e vacinas. É frequente o doente omitir um acidente grave se não houve fratura, mas um interrogatório mais aprofundado pode revelar a história completa.
- O doente é normalmente informado sobre as suas alergias respiratórias, mas deve ser dada especial atenção à descoberta de alergias alimentares e dos alimentos que desencadeiam os sintomas. Os pontos de gatilho miofasciais são agravados por níveis elevados de histamina e alergias activas. A marcação da pele para dermografismo é uma forma simples de identificar níveis elevados de histamina. No caso das alergias respiratórias, é útil reduzir a exposição através de purificadores de ar electrostáticos. No entanto, o simples facto de possuir um pode não ser suficiente. Uma doente referiu que o utilizava todas as noites, mas uma investigação mais aprofundada revelou que também mantinha as janelas abertas durante toda a noite, o que permitia a entrada de pólen, neutralizando a eficácia do purificador.
- A lista de medicamentos deve incluir todos os medicamentos actuais, incluindo suplementos vitamínicos e minerais. Deve pedir-se ao doente que traga um frasco de cada medicamento para confirmar a dosagem exacta dos medicamentos sujeitos a receita médica, dos medicamentos de venda livre e dos suplementos nutricionais. É também essencial fazer uma lista dos medicamentos tomados no passado que tenham causado efeitos secundários ou que não tenham sido eficazes no alívio da dor.

Antes da consulta, deve ser pedido ao doente que envie uma cópia de todos os registos médicos disponíveis e que solicite todos os relatórios pendentes de médicos anteriores, especialmente relatórios de consultas ortopédicas ou neurológicas. Estes documentos devem ser cuidadosamente analisados antes da primeira consulta.

3.3. Entrevista com o doente

Durante o processo de recolha da história clínica, o conforto do doente deve ser assegurado através do ensino dos princípios da boa postura corporal. Se necessário, pode ser fornecido um apoio para os pés para os doentes cujas pernas não alcançam bem o chão, se os cotovelos não alcançarem os apoios para os braços da cadeira, devem ser levantados, ou pode ser utilizada uma almofada para corrigir a inclinação do corpo causada pela assimetria pélvica. A colocação de uma pequena almofada na cavidade lombar ajuda a manter a postura correta sem esforço, facilitando ao doente sentar-se direito, em vez de se inclinar para a frente (39, 40, 41, 42).

Os pacientes ficam muitas vezes surpreendidos ao descobrir o alívio imediato que podem sentir ao reduzir a tensão muscular causada por estes factores mecânicos. Este alívio ajuda-os a compreender o impacto significativo que estes factores têm na sua dor. Para se proteger do frio, pode fornecer ao doente uma toalha ou um cachecol para cobrir os ombros. Se as mãos ou os pés estiverem frios, a aplicação de calor seco no abdómen ajuda a aquecer o núcleo central do corpo e a melhorar a circulação sanguínea nas extremidades. Muitas vezes, correcções posturais e ambientais precisas permitem ao doente tolerar uma consulta prolongada de 30 a 45 minutos sem desconforto adicional (39, 40, 41, 42).

É essencial estabelecer empatia com o doente para compreender corretamente a sua história clínica. A empatia implica colocar-se no lugar do doente e compreender objetivamente os seus problemas de vida, incluindo o trabalho, as relações pessoais e o stress emocional. No entanto, é importante não se identificar emocionalmente com o doente, pois isso pode afetar negativamente a relação médico-doente e prejudicar a saúde mental do médico (39, 40, 41, 42).

Se a dor for constante e afetar várias zonas, o doente pode dizer "dói-me tudo" ou concentrar-se na zona de maior dor, omitindo mencionar outras zonas até que a dor principal tenha sido aliviada. É essencial aprender a distinguir as zonas de dor efectiva. Por exemplo, uma doente descreveu uma dor na "ATM", mas ao apontar para o local, colocou o dedo no processo mastoide atrás da orelha e nunca tinha tido dores na articulação temporomandibular. Uma breve revisão dos principais sistemas do corpo garante que nenhum problema significativo tenha sido esquecido. Ao verificar o sistema gastrointestinal, perguntar se há antecedentes de diarreia, obstipação, náuseas, azia, dor abdominal, hemorróidas e sangue nas fezes, entre outros. Os doentes com níveis baixos de folato apresentam frequentemente diarreia intermitente com movimentos intestinais explosivos. A obstipação está frequentemente associada a hipotiroidismo ou a deficiência de vitamina B1. Se os doentes referem que dormem mal, é importante perguntar se têm dificuldade em adormecer, se acordam frequentemente durante a noite ou se acordam demasiado cedo e não conseguem voltar a dormir. A causa da perturbação do sono, como uma infeção crónica do trato urinário ou um problema da próstata, também deve ser investigada (39, 40, 41, 42).

3.4. Exame do paciente.

São analisadas as disfunções e os fenómenos associados aos pontos de gatilho. Parte-se do princípio que o clínico analisou a história clínica completa do paciente e efectuou um exame neurológico detalhado para distinguir entre sintomas neurológicos e miofasciais. Aqui é feita uma distinção entre efeitos primários, derivados da fisiologia do PGM, e efeitos secundários, induzidos pela sua atividade. É fundamental compreender que cada doente é único e que não existe uma solução universal para a dor músculo-esquelética (43, 44).

É essencial observar a postura e os movimentos do doente ao caminhar, sentar-se ou realizar tarefas diárias. Os doentes com PGMs activos tendem a mover-se lentamente, evitando movimentos que possam causar dores musculares. As principais observações incluem a utilização simétrica dos braços e das mãos, rotações do corpo e movimentos espontâneos de alongamento. Estes sinais podem indicar quais os músculos afectados. A limitação da mobilidade é um efeito direto do aumento da tensão muscular causada pelos PGM e é aumentada pela dor dos nociceptores sensibilizados. A fraqueza reflexa pode resultar da inibição induzida pelos PGM, afectando tanto o músculo afetado como os músculos relacionados. Alguns doentes têm uma coordenação muscular deficiente, o que complica o tratamento, enquanto os atletas podem recuperar rapidamente a sua função com um tratamento adequado. Um músculo com PGs activos está funcionalmente encurtado e enfraquecido. A tentativa de o esticar provoca dor antes de atingir a amplitude normal. Esta restrição dolorosa pode ser identificada com testes de mobilidade global. Além disso, os PGMs latentes, comuns em pessoas idosas, limitam o movimento sem dor evidente, mas podem ser tratados eficazmente com terapia miofascial e alongamentos (43, 44).

É importante não assumir que a fraqueza muscular apenas requer exercícios de fortalecimento. A fraqueza induzida por PGM pode ser detectada através de testes de força estáticos e dinâmicos. Os testes estáticos baseiam-se no controlo cortical, enquanto os testes dinâmicos monitorizam tarefas funcionais que requerem coordenação, controladas pelo cerebelo. Em casos de fraqueza, o tratamento envolve a inativação dos PGs responsáveis e a reeducação motora do doente. A sensibilidade à dor referida está intimamente relacionada com a dor referida de uma perspetiva neurofisiológica. A investigação sugere que, ao estimular os PGM, a dor pode ser provocada tanto no local dos PGM como em áreas afastadas dos PGM, denominadas zonas de referência. Um estudo importante concluiu que a aplicação de pressão aos PGM activos não só produzia dor local e referida, mas que os limiares de dor nas áreas cutânea, subcutânea e intramuscular diminuíam significativamente tanto na área dos PGM como na zona de referência da dor. Isto sugere que os PGMs, activos ou latentes, podem reduzir os limiares de dor, sendo mais acentuados nos PGs activos (43, 44).

A sensibilidade nas áreas de referência parece estar correlacionada com a irritabilidade dos PGs, implicando uma interação entre estes pontos e as áreas circundantes. Para além disso, outros estudos corroboraram estes achados, salientando que a dor referida e a hipersensibilidade à estimulação são comuns em múltiplas camadas de tecido, contribuindo para a complexidade da dor associada aos PGs. É fundamental diferenciar este fenómeno de outros tipos de hipersensibilidade, como a entesopatia, que se limita a áreas de fixação muscular, enquanto a dor dos pontos de gatilho se distribui de forma mais difusa (43, 44).

3.5. Diagnosticar um PGM.

Os critérios de diagnóstico da síndrome da dor miofascial variam consoante os estudos, mas os mais comuns são (39, 45):

- A presença de um nódulo doloroso numa banda muscular apertada e palpável.
- Reprodução da dor ao pressionar o ponto de gatilho miofascial. A síndrome da dor miofascial é frequentemente confundida com a fibromialgia.

De acordo com os critérios do American College of Rheumatology (ACR) de 1990, a fibromialgia é diagnosticada com base em (25 46, 47):

- Dor crónica generalizada acima e abaixo da cintura, com duração superior a três meses.
- A presença de 11 dos 18 pontos de dor estabelecidos. Recentemente, foram publicados os critérios de 2010 da mesma instituição. Os doentes com fibromialgia apresentam frequentemente pontos-gatilho miofasciais secundários. No entanto, existe uma distinção clínica clara entre as duas condições, o que é crucial, uma vez que os tratamentos são diferentes.

3.5.1. Exploração de platinóides.

A identificação exacta dos PMTs é fundamental para o diagnóstico e tratamento da dor miofascial. De seguida, descreve-se como fazer o rastreio dos PMTs e os critérios de diagnóstico associados (6, 44, 48).

O primeiro passo é identificar quais os músculos a examinar com base nas limitações de amplitude de movimento do doente e nos padrões de dor referida. O examinador pode resistir a um movimento de contração do músculo suspeito e palpá-lo para confirmar a sua localização. É essencial que o doente esteja numa posição confortável e descontraída, num ambiente com uma temperatura confortável. O músculo deve estar completamente relaxado, porque se estiver tenso, será difícil distinguir as bandas apertadas associadas aos PGs das fibras musculares normais (6, 48).

A palpação cuidadosa é fundamental para localizar bandas apertadas e nódulos associados aos PGs. Existem três técnicas de palpação principais (6, 44, 48):

- Palpação plana: É utilizada para os músculos superficiais, em que as fibras musculares são palpadas perpendicularmente. É uma técnica utilizada para explorar músculos que só são acessíveis de um lado, como o infra-espinhoso. Este método permite a deteção de bandas apertadas no interior do músculo através do movimento da pele e da perceção de alterações nas fibras musculares. O procedimento utilizado é descrito na figura abaixo:
  Ao iniciar a palpação (Figura A), o examinador empurra a pele para um lado, de modo a que esta seja mobilizada sobre o músculo a examinar. Esta mobilização inicial da pele facilita o acesso às fibras musculares subjacentes. Deslizando a ponta do dedo (Figura B), com a pele deslocada, a ponta do dedo desliza transversalmente para as fibras musculares, permitindo detetar as bandas apertadas. Estas bandas são sentidas como estruturas cordais que se enrolam sob o dedo. A textura

destas bandas tensas é mais firme do que a das fibras musculares normais. No final do movimento (Figura C), no final do deslizamento sobre as fibras musculares, a pele é empurrada para o outro lado, completando assim o trajeto da palpação. Esta manobra permite não só identificar as bandas apertadas, mas também localizar o ponto onde se concentra a maior dor à pressão, correspondente ao ponto de gatilho. Quando esta técnica é realizada de forma mais vigorosa e rápida, é conhecida como palpação súbita, o que pode intensificar a perceção das bandas apertadas e o seu diagnóstico.

- Palpação em pinça: Utilizada quando o músculo pode ser agarrado entre os dedos, como é o caso do esternocleidomastóideo. O procedimento utilizado é descrito na figura seguinte: Palpação em pinça (Figura A), as fibras musculares do músculo em questão são agarradas entre o polegar e os dedos trifalângicos, formando uma pinça que permite captar a tensão no interior do músculo. A banda tensa e o ponto de gatilho encontram-se nesta zona. Perceção da banda tensa (Figura B), pressionando e enrolando as fibras musculares entre os dedos, sente-se a dureza da banda tensa. A mudança de ângulo das falanges distais cria um movimento de balanço que aumenta a sensibilidade e a discriminação, ajudando a detetar a textura rígida da banda esticada e quaisquer detalhes finos. Ao sair dos dedos (Figura C), o bordo palpável da banda tensa é definido quando sai de entre as pontas dos dedos, o que pode muitas vezes provocar uma reação de contração local. Este fenómeno é caraterístico dos pontos de gatilho activos.
- Palpação profunda: Para músculos profundos em que as técnicas acima referidas não são viáveis.

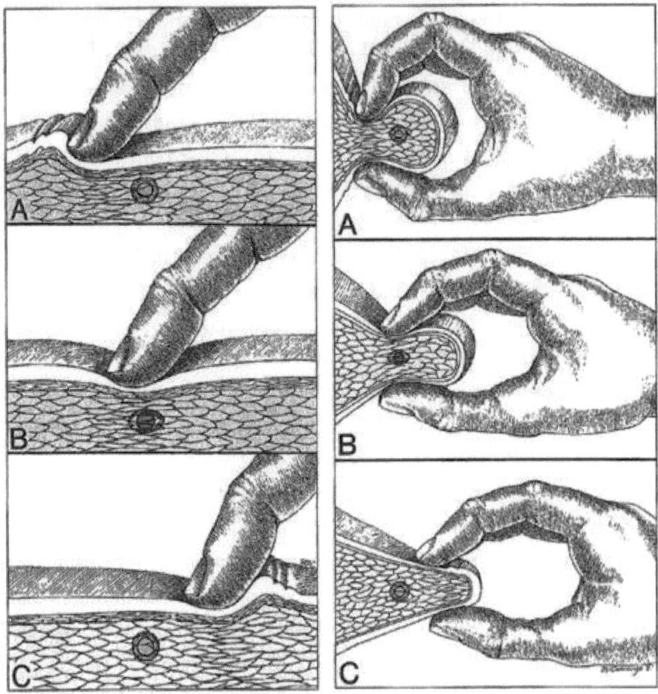

Figura 8: A imagem da esquerda mostra a palpação plana de uma banda tensa e do seu PGM. A imagem da direita mostra a palpação em pinça de uma banda tensa ao nível de um PGM (6).

As unhas do examinador devem ser curtas para evitar causar dor desnecessária ao doente, o que poderia interferir com a identificação correta dos PGMs. As unhas compridas podem fazer com que a dor cutânea seja confundida com a dor real do PGM (6, 44, 48).

Embora a utilização de dermómetros (para medir a condutância da pele) tenha sido sugerida como uma ferramenta para detetar os PGM, estes dispositivos não são suficientemente fiáveis. Seriam necessários mais estudos para avaliar a sua eficácia e fiabilidade. A caraterística mais fiável para o diagnóstico de um PGM é a presença de dor intensa à palpação de um nódulo numa banda muscular tensa palpável. Se a pressão sobre este nódulo reproduzir a dor caraterística do doente, o PGM é considerado ativo. Outros indicadores, como a limitação da amplitude de movimento e a resposta local ao espasmo, também apoiam o diagnóstico (6, 44, 48).

Os PGM podem ser difíceis de detetar, especialmente nos músculos profundos, e uma pressão excessiva pode desencadear uma resposta exagerada no doente, conhecida como o "sinal do salto". Para obter uma avaliação quantitativa da dor à pressão, pode ser utilizado um algómetro (6, 44, 48).

3.5.2. Exames complementares: técnicas de imagiologia.

Atualmente, não existem testes laboratoriais ou técnicas de imagem amplamente aceites para diagnosticar os pontos-gatilho (PG). O diagnóstico da síndrome da dor miofascial continua a ser predominantemente clínico, embora recentemente tenham sido desenvolvidas ferramentas para ajudar a confirmar a presença de PGs, com a eletromiografia de agulha e a ecografia a mostrarem-se particularmente promissoras para uso clínico.

- Eletromiografia com agulha: Inicialmente explorada em 1957, verificou-se mais tarde que detectava a atividade electromiográfica específica dos PGs miofasciais. Estudos em animais e humanos confirmaram a presença de atividade caraterística, como o "ruído" da placa motora e picos de alta tensão, que são indicativos, mas não exclusivos, dos PGs. A eletromiografia de superfície mostra como os PGs afectam a função muscular normal, aumentando a reatividade, retardando o relaxamento e causando maior fadiga. Investigações recentes utilizaram a análise informática para estudar a forma como os PGs influenciam a atividade muscular, revelando que podem afetar a função motora localmente e nos músculos relacionados através do sistema nervoso central. Observou-se que os PGs podem causar espasmos nos músculos referidos e que alguns músculos tendem a desenvolver PGs em resposta a espasmos noutros músculos. Isto sugere uma interação complexa entre os músculos afectados pelos PGs e a sua influência na atividade de outros músculos. Além disso, a presença de PGs pode induzir uma reação motora anormal em músculos próximos. Finalmente, a capacidade dos PGs de causar inibição na função muscular pode alterar significativamente o desempenho muscular normal, e a restauração dos padrões normais pode exigir a reeducação do músculo afetado. Estes fenómenos sugerem que a disfunção motora causada pelos PGs é tão complexa como a disfunção sensorial e merece uma investigação mais aprofundada (23, 36, 49).
- Ultrassom: Foi utilizado pela primeira vez por Michael Margolis para visualizar a resposta do PG. Esta técnica pode complementar os registos electromiográficos e tem o potencial de ser uma ferramenta de

diagnóstico eficaz para os PGs, embora a sua aplicação exija perícia na palpação ou inserção de uma agulha no PG para obter a resposta esperada. A utilização de um transdutor de 12,5 MHz numa banda muscular mostrou uma zona hipoecogénica focalizada de 0,16 ± 0,11 cm^2, que foi previamente identificada como um ponto de gatilho miofascial. Esta zona não aparece em tecido muscular saudável ou à volta de outros pontos de gatilho. Outro estudo realizado com um transdutor de 7-12 MHz no reto anterior também revelou alterações na ecogenicidade em áreas previamente associadas a pontos de gatilho miofasciais. Utilizando um ultrassom com um transdutor de 5-12 MHz, foi observada uma maior frequência de resposta contrátil local ao estimular um ponto de gatilho, em comparação com a observação clínica. Esta contração foi associada a uma melhor resposta ao tratamento. No entanto, não foram encontradas neste estudo quaisquer anomalias imagiológicas correspondentes a pontos-gatilho miofasciais, o que também se verificou noutro estudo com poucos doentes. O custo do equipamento de ultra-sons diminuiu consideravelmente, enquanto a qualidade das imagens melhorou. No nosso centro, temos encontrado áreas hipoecogénicas com caraterísticas semelhantes às descritas por outros autores e que se correlacionam clinicamente com pontos-gatilho miofasciais. No entanto, na interpretação destes estudos, é importante considerar variáveis como as caraterísticas do equipamento, do transdutor, a formação do operador, o tempo de evolução do doente e a utilização prévia de infiltrações (50, 51, 52, 53).

- Elastografia, ultra-sons e ressonância magnética: A utilização de técnicas de imagem como a elastografia, os ultra-sons e a ressonância magnética permitiu uma avaliação mais precisa dos pontos-gatilho miofasciais (MTrPs). Estas ferramentas ajudam a identificar alterações estruturais e funcionais no tecido muscular que nem sempre são evidentes através do exame físico tradicional.

- A elastografia demonstrou ser eficaz na deteção do aumento da rigidez muscular em áreas afectadas por MMPs. Tanto a elastografia por ultra-sons como a elastografia por ressonância magnética podem identificar e quantificar as bandas apertadas caraterísticas dos PGMs, diferenciando-os do tecido saudável. Estas técnicas permitem uma avaliação não invasiva e pormenorizada das alterações da elasticidade muscular, o que facilita o diagnóstico e o acompanhamento dos doentes (54, 55, 56).

- A ecografia é outra ferramenta fundamental na avaliação dos PGM, sobretudo para detetar alterações na estrutura e ecogenicidade do tecido muscular. A ecografia permite observar diferenças na textura do músculo, como as zonas hiperecogénicas, que correspondem às zonas onde se localizam os PGM. Além disso, a sua capacidade de visualizar o tecido em tempo real torna-o útil para orientar intervenções terapêuticas (57, 58, 59).
- A ressonância magnética (MRI), por outro lado, oferece uma visão mais profunda e detalhada dos músculos afectados pelas MMPs. Pode identificar não só alterações estruturais no músculo, mas também avaliar o tecido circundante, o que é particularmente útil em áreas musculares mais profundas ou mais complexas. A RM complementa a ecografia fornecendo imagens de maior resolução para um diagnóstico preciso das MMPs (60, 61, 62).

Em geral, estas tecnologias de imagem provaram ser ferramentas valiosas para melhorar o diagnóstico e o tratamento dos pontos de gatilho miofasciais, fornecendo informações objectivas sobre as alterações na estrutura e função do tecido muscular. Isto facilita uma abordagem mais precisa do planeamento do tratamento em doentes com dor miofascial.

- Algometria: mede a sensibilidade à dor por pressão ou estimulação eléctrica. Foram identificados três tipos de informações que fornece (34, 63, 64).
  - Limiar de dor local: A pressão necessária para que a dor se inicie num ponto específico.
  - Limiar de dor referido: A pressão que provoca dor em zonas distantes do ponto de aplicação.
  - Tolerância à dor: A pressão máxima que o doente pode suportar antes de a dor se tornar intolerável.

O algómetro de mola, concebido em 1986 e amplamente utilizado desde então, mede estes limiares através da aplicação de pressão na pele com uma ponta circular calibrada. A medição é feita em kg ou Newtons e a precisão depende do diâmetro da ponta do algómetro. Este instrumento é útil para comparar a sensibilidade à dor antes e depois dos tratamentos. No entanto, tem limitações, tais como o facto de não determinar a causa da dor, que pode ser miofascial, fibromialgia, bursite, etc. A medição pode ser afetada pela espessura dos tecidos e pela sensibilidade muscular. A técnica exige destreza e uma localização correta do ponto de máxima sensibilidade. Estudos recentes demonstraram que a algometria pode não distinguir claramente entre pontos de gatilho activos e latentes e que os resultados podem variar em função da pressão aplicada. Embora seja útil para fins clínicos e de investigação, deve ser interpretada com precaução (34, 63, 64).

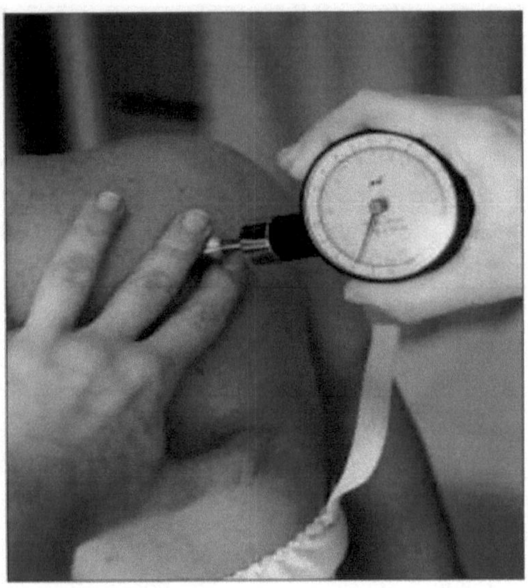

Figura 9: Medição da pressão utilizando o algómetro num PGM no músculo infra-espinhoso (34).

- Termografia: Utilizando radiometria de infravermelhos ou película de cristais líquidos, mede as alterações da temperatura da pele. A termografia eletrónica é mais precisa e conveniente, mostrando variações térmicas que podem indicar problemas como pontos de gatilho miofasciais. No entanto, uma alteração térmica nem sempre indica um ponto de gatilho, uma vez que pode ser causada por outras condições, como radiculopatia ou inflamação local. Os estudos revelaram que a temperatura da pele sobre um ponto de gatilho pode ser mais elevada, mas isso nem sempre se traduz numa deteção precisa dos pontos de gatilho. Os estudos também demonstram que os pontos-gatilho activos podem causar hipertermia na pele, enquanto a estimulação mecânica pode causar hipotermia "reflexa". A termografia pode identificar áreas quentes, mas também pode ter falsos positivos e negativos. A combinação da termografia com outros métodos, como a palpação e a medição algométrica, melhora a precisão da identificação dos pontos de gatilho. No entanto, a interpretação dos resultados deve ser feita com cautela e complementada por outras avaliações de diagnóstico (65, 66, 67, 68).

Até à data, a literatura não abordou algumas questões-chave sobre as alterações térmicas associadas aos pontos de gatilho (PG). Uma vez que muitos acupuncturistas utilizam dispositivos para medir a resistência da pele, a fim de identificar o local ideal para inserir a agulha e tratar um PG ou um ponto doloroso, seria de grande interesse realizar um estudo cego para investigar a região de um ponto quente e procurar pontos de baixa resistência. Seria útil determinar com que frequência estes pontos de baixa resistência coincidem com pontos quentes e se estes pontos têm um PG (ativo ou latente) nas proximidades. A identificação do PG deve basear-se em critérios de diagnóstico precisos aplicados por avaliadores com elevada fiabilidade interexaminadores. Além disso, uma vez que vários estudos demonstraram que a disfunção dos PGs é influenciada pela atividade do sistema nervoso simpático, a investigação da forma como os PGs afectam o controlo simpático da perfusão cutânea poderia enriquecer a nossa compreensão da relação entre os PGs miofasciais e o sistema nervoso autónomo.

4. LOCALIZAÇÃO E DOR REFERIDA DOS PONTOS DE GATILHO NOS MEMBROS SUPERIORES.

É essencial compreender a função e as caraterísticas de cada músculo, bem como a sua relação com a dor e os pontos de gatilho miofasciais (MTrPs). Iremos então explorar em pormenor a musculatura da cabeça, face, pescoço, tronco, ombro, braço, antebraço e mão. Abordando a sua origem, inserção e ação, utilizaremos os diferentes tratados de atlas de anatomia (69, 70, 71, 72, 73), bem como os sintomas associados à dor referida e à presença de PMM (29, 74). As possíveis causas das disfunções musculares, o diagnóstico diferencial para identificar problemas relacionados e as recomendações e técnicas eficazes de tratamento também serão discutidas (75, 76, 77, 78, 79, 80). Esta abordagem abrangente proporcionará uma compreensão clara e prática que será de grande utilidade tanto para estudantes como para profissionais na área da saúde.

4.1. Musculatura da cabeça e do rosto.

4.1.1. Epicrânio (occipitofrontal).

- Occipital:
  - Origem: Parte lateral dos dois terços da linha nucal superior e do processo mastoide do osso temporal.
  - Inserção: Aponeurose epicraniana.
- Frente:
  - Origem: Camada superficial da fáscia do couro cabeludo.
  - Inserção: Aponeurose epicraniana, pele das sobrancelhas e base do nariz.
- Acções: Quando ambos os músculos actuam em conjunto, esticam o couro cabeludo para trás e para cima, levantam as sobrancelhas e geram vincos na testa. Se apenas o músculo frontal estiver contraído, eleva a sobrancelha do mesmo lado.
- Dor referida e PGM:

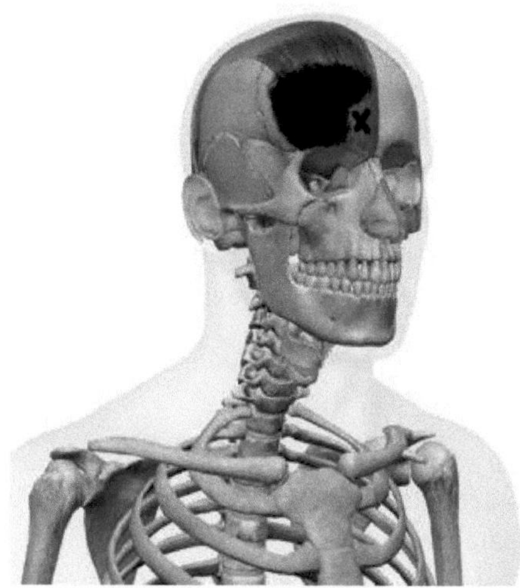

Figura 10: Áreas de dor referida frontal, marcadas com uma área preta e PGM marcada com uma cruz preta.

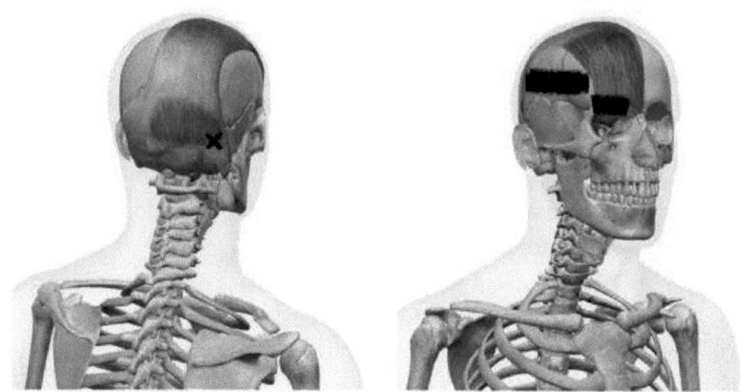

Figura 11: Áreas de dor referida occipital, marcadas com uma área preta e PGM marcada com uma cruz preta.

- Sintomas: Os pontos de gatilho no músculo frontalis causam dor na testa acima da sobrancelha do mesmo lado. Os pontos de gatilho no músculo occipital causam dor profunda no olho e no lado da cabeça, bem como desconforto quando se apoia a cabeça numa almofada.
- Causas possíveis:
  - Stress ou ansiedade.

- Problemas oculares.
- Diagnóstico diferencial:
  - Compressão do nervo occipital (mais superficial).
  - Condições noutros músculos que causam dor semelhante: temporal, esternocleidomastóideo, esplénio, longissimus longissimus, semiespinhal, suboccipital, trapézio, orbicularis oculi, masseter.
- Recomendações: Evitar franzir as sobrancelhas.
- Técnicas recomendadas: Injecções, agulhamento seco e libertação de PGM.

4.1.2. Orbicularis oculi.

- Peça orbital:
  - Origem: Porção nasal do osso frontal, processo frontal da maxila e ligamento palpebral interno.
  - Inserção: Pele da sobrancelha, fundindo-se com os músculos vizinhos.
- Parte palpebral:
  - Origem: Ligamento palpebral interno e osso frontal.
  - Inserção: rafe palpebral externa.
- Parte do rasgo:
  - Origem: Fáscia lacrimal e osso lacrimal.
  - Inserção: Tarso das pálpebras, formando a rafe palpebral externa.
- Acções:
  - A parte orbital é responsável pelo fecho intenso do olho.
  - A parte palpebral fecha suavemente o olho, intervindo no pestanejar e no fecho protetor.
  - A parte lacrimal dilata os canais lacrimais para recolher as lágrimas e comprime o saco lacrimal durante o pestanejar.
- Dor referida e PGM:

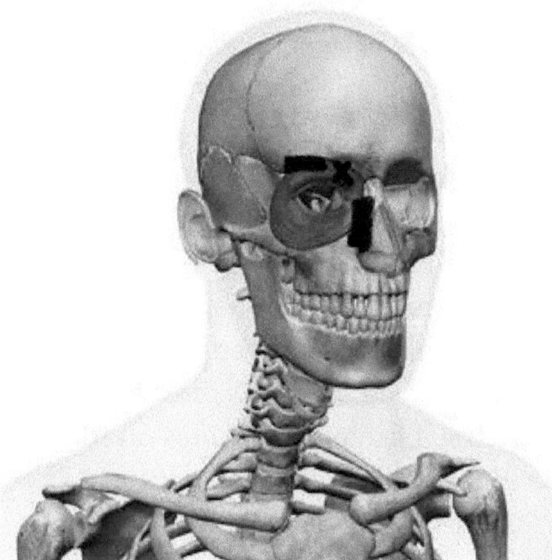

Figura 12. Dor referida representada a preto e ponto de gatilho representado com cruz preta no músculo orbicular do olho direito.

- Sintomas: A dor referida localiza-se na sobrancelha e na parte lateral do nariz do mesmo lado afetado, estendendo-se em alguns casos ao lábio superior e à bochecha perto do nariz. Os doentes podem também ter dificuldade em ler, referindo que as letras "saltam" ou "dançam".
- Causas possíveis:
  - Problemas oculares, como o astigmatismo (por estrabismo).
  - Fotofobia.
  - Diagnóstico diferencial
  - Ptose palpebral.
  - Enxaqueca.
  - Problemas oculares.
  - Afeção noutros músculos que geram dor semelhante: occipitofrontal, esternocleidomastoideu, zigomático.
- Recomendações: Controlar regularmente a visão. Aumentar o período de repouso ou de sono. Deixar de olhar fixamente, por exemplo, ao conduzir, olhar para ecrãs de computador, telemóveis, etc.
- Técnicas recomendadas: Injecções, agulhamento seco e libertação de PGM.

4.1.3. Masseter.

- Origem: Arco zigomático e processo maxilar do osso zigomático, além do processo zigomático do maxilar superior.
- Inserção: Ramo da mandíbula e ângulo mandibular.
- Acções: Eleva a mandíbula, facilitando a mastigação, e move-a para frente (protrusão). No entanto, as fibras mais profundas do músculo retraem a mandíbula.
- Sintomas: A dor referida aparece na área da articulação temporomandibular, na sobrancelha, no osso malar, no ramo mandibular e nos dentes. Pode também provocar uma dor profunda no ouvido. Estes pontos de gatilho causam disfunção articular e sensibilidade dentária a estímulos quentes ou frios. Para além disso, o doente pode sentir zumbidos.
- Dor referida e PGM:
    - Masseter superficial (Fig. A, B, C)
    - Masseter profundo (Fig. D)

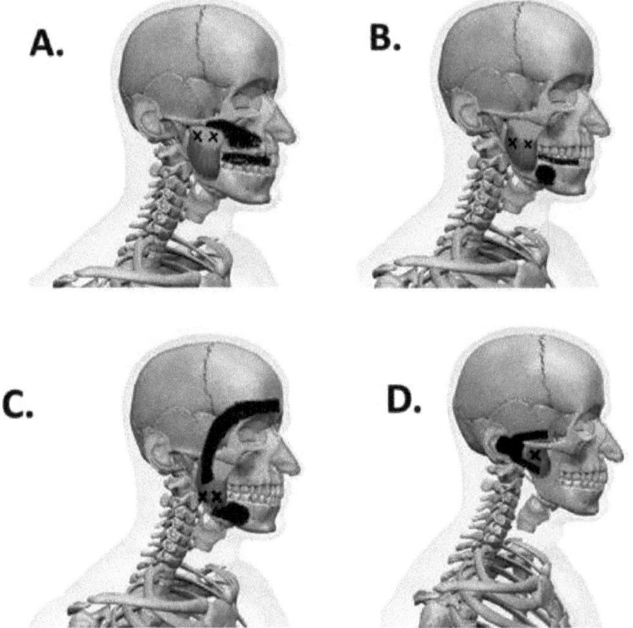

Figura 13. Dor referida representada pela cor preta e PGM do masseter superficial e profundo, representada pela cruz preta.

- Causas possíveis:

- Manter a boca aberta durante longos períodos (por exemplo, no dentista).
- Cirurgias.
- Utilização excessiva da articulação temporomandibular (pastilha elástica, gelo).
- Bruxismo.
- Stress e ansiedade.

- Diagnóstico diferencial
  - Disfunção da articulação temporomandibular.
  - Sinusite.
  - Zumbido de origem neurológica.
  - Problemas dentários.
  - Artrite.
- Afeção noutros músculos com dor referida semelhante: bucinador, occipitofrontal, temporal, platisma, esternocleidomastóideo, longissimus capitis, semiespinal, suboccipital, pterigoide.
- Recomendações: Não ranger os dentes (talas oclusais). Postura da cabeça, pescoço e língua. Não mastigar, morder pastilhas elásticas, gelados ou unhas.
- Técnicas recomendadas: Pulverização e alongamento, injecções, agulhas secas e libertação de PGM.

4.1.4. Temporário.

- Origem: Fossa do osso temporal e parte profunda da fáscia temporal
- Inserção: processo coronoide e bordo anterior do ramo mandibular
- Acções:
  - Levanta a mandíbula para fechar a boca (ação de morder).
  - As fibras posteriores retraem a mandíbula.
- Sintomas: Os pontos de gatilho anteriores geram dor referida na testa, logo acima da sobrancelha e na têmpora, bem como afectam os incisivos superiores e as presas do mesmo lado. Os doentes podem também sentir dor atrás do olho. Os pontos de gatilho posteriores causam dor acima da orelha, na articulação temporomandibular e nos molares superiores do mesmo lado. A dor é acompanhada por hipersensibilidade ao tato e hipersensibilidade dentária.

- Dor referida e PGM:

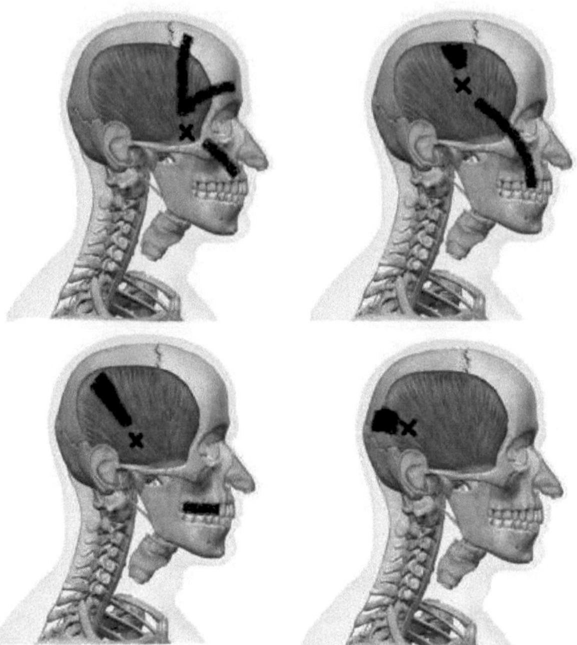

Figura 14. Dor referida representada pela cor preta e pontos de gatilho miofasciais do temporal representados pela cruz preta.

- Causas possíveis:
  - Disfunções da articulação temporomandibular.
  - Trauma direto.
  - Bruxismo.
  - Imobilização prolongada da mandíbula (como em procedimentos dentários).
  - Infecções ou inflamações.
  - Stress e/ou ansiedade.
  - Diagnóstico diferencial
  - Problemas dentários.
  - Enxaqueca.
  - Tendinopatia temporal.
- Condições noutros músculos com dor referida semelhante: platisma, esternocleidomastóideo, esplénio, longissimus capitis, semiespinhal, suboccipital, trapézio, occipitofrontal, bucinador, masseter, pterigóideo.

- Recomendações: Mastigar pastilha elástica ou substâncias duras. Posição da língua, ar condicionado no carro ou no trabalho. Postura correta da cabeça, postura para a frente. Alongamentos.
- Técnicas recomendadas: Pulverização e alongamento, injecções, agulhas secas e libertação de PGM.

4.1.5. Pterigoide lateral

- Origem:
  - Fascículo superior: asa maior do esfenoide, na sua face infratemporal.
  - Fascículo inferior: placa pterigóidea lateral do esfenoide.
- Inserção: Insere-se na fossa pterigoide, no colo da mandíbula e na cápsula e disco da articulação temporomandibular.
- Funções: Durante a abertura da boca, este músculo puxa o côndilo mandibular para a frente, juntamente com o disco articular. Em conjunto com o pterigóideo medial, desvia a mandíbula para o lado oposto.
- Dor referida e PGM:

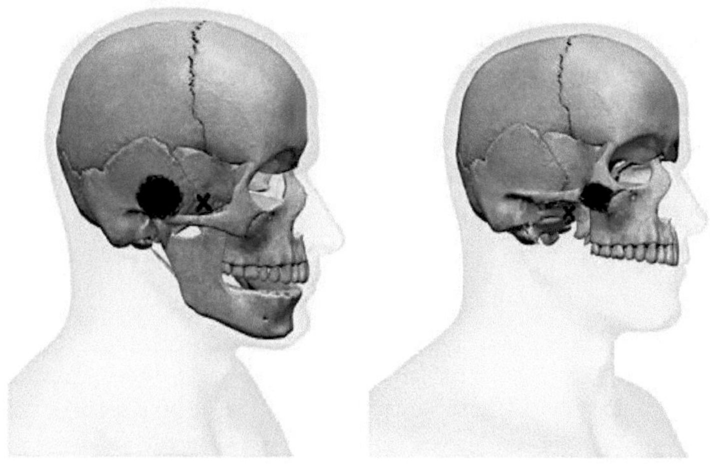

Figura 15. Dor referida representada pela cor preta e PGM do pterigóideo lateral representado pela cruz preta.

- Sintomas: Dor referida na zona da articulação temporomandibular e do arco zigomático. Dificuldade e incómodo ao mastigar e abrir a boca. Em alguns casos, pode ocorrer zumbido (zumbido nos ouvidos).
- Causas possíveis
  - Manter a boca aberta durante longos períodos de tempo (por exemplo, no dentista).

- Cirurgias.
- Utilização excessiva da articulação temporomandibular (por exemplo, mastigar pastilha elástica ou gelo).
- Bruxismo (ranger de dentes).
- Stress e ansiedade.

- Diagnóstico diferencial
  - Disfunção da articulação temporomandibular.
  - Nevralgia do trigémeo.
  - Condições noutros músculos com dor referida semelhante: pterigóideo medial, masseter, bucinador, temporal, platisma.
- Recomendações: Mastigar com os dois lados da boca. Evitar mascar pastilha elástica ou roer as unhas. Protetor dentário, postura de segurar o telefone entre o ombro e o pescoço.
- Técnicas recomendadas: Pulverização e alongamento, injecções e libertação de PGM.

4.1.6. Pterigoide medial.

- Origem: Osso esfenoide, osso palatino e tuberosidade do maxilar.
- Inserção: Ramo da mandíbula e forame mandibular.
- Funções: Este músculo eleva a mandíbula para a mastigação e também participa da protrusão mandibular. Juntamente com o pterigóideo lateral, desvia a mandíbula para o lado oposto.
- Dor referida e PGM:

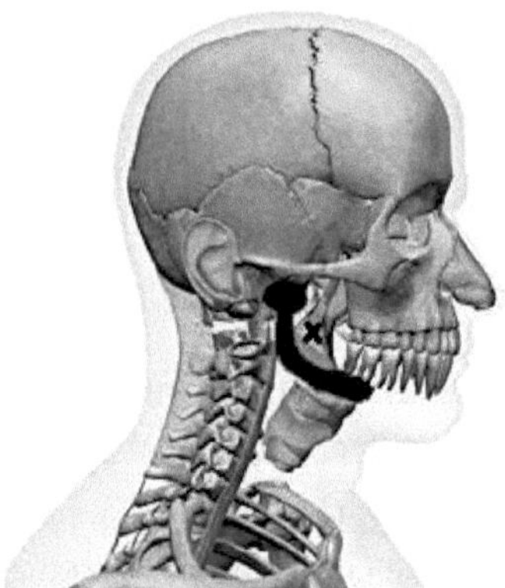

Figura 16. Dor referida representada pela cor preta e PGM do pterigóideo medial representado pela cruz preta.

- Sintomas: Dor referida na zona da articulação temporomandibular, que pode irradiar para a clavícula e para a garganta. Dor e dificuldade em abrir a boca.
- Causas possíveis:
  - Manter a boca aberta durante longos períodos de tempo (por exemplo, no dentista).
  - Cirurgias.
  - Utilização excessiva da articulação temporomandibular (por exemplo, mastigar pastilha elástica ou gelo).
  - Bruxismo.
  - Stress e ansiedade.
  - Artrite.
- Diagnóstico diferencial:
  - Disfunção da articulação temporomandibular.
  - Patologias da garganta.
  - Condições noutros músculos com dor referida semelhante: masseter, temporal, platisma, pterigoide lateral.
- Recomendações: Postura da cabeça. Mastigação dos dois lados da boca. Protetor dentário (macio). Evitar mascar pastilha elástica ou roer as unhas.
- Técnicas recomendadas: Pulverização e alongamento, injecções e libertação de PGM.

4.1.7. Digástrico.

- Porção anterior:
  - Origem: Fossa diástrica da mandíbula.
  - Inserção: Osso hioide.
- Parte traseira:
  - Origem: Osso temporal.
  - Inserção: Osso hioide.
  - As duas porções estão ligadas por um tendão intermédio, que se liga ao osso hioide.
- Funções: Este músculo está envolvido na elevação do hioide durante a deglutição, bem como na depressão e retrusão da mandíbula.
- Dor referida e PGM:

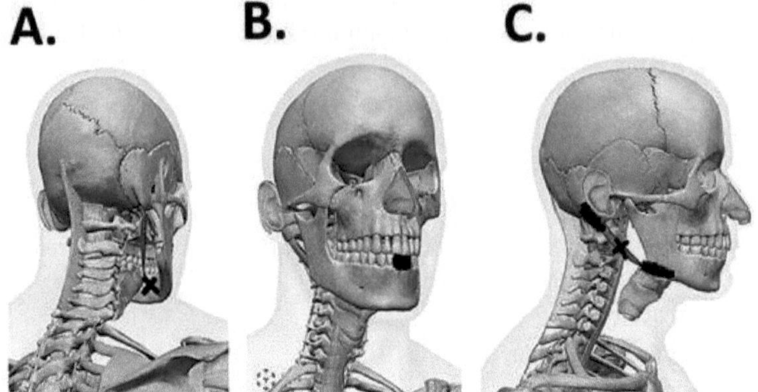

Figura 17. Dor referida representada pela cor preta e PGM da porção anterior (representada nas figuras A e B) e posterior (figura C) do músculo digástrico representada pela cruz preta.

- Sintomas:
  - A parte anterior produz dor referida para os quatro incisivos inferiores, para a língua e, por vezes, para o queixo.
  - A porção posterior causa dor na parte lateral da garganta, sob o pavilhão auricular e até no couro cabeludo. Por vezes, o doente sente apenas dificuldade em engolir, como se tivesse um caroço na garganta, sem dor evidente.

- Causas possíveis:
  - Bruxismo.
  - Postura alterada com o maxilar para a frente.
  - Disfunção dos músculos sinérgicos, como os músculos masséteres.
  - Respiração bucal prolongada (por manter a boca aberta durante demasiado tempo).
- Diagnóstico diferencial:
  - Problemas dentários.
  - Patologias da tiroide.
  - Alterações do osso hioide.
  - Condições noutros músculos com dor referida semelhante: esternocleidomastóideo, semiespinhoso, trapézio, masseter, suboccipital.

- Recomendações: Padrões respiratórios, bruxismo, posturas da cabeça.
- Técnicas recomendadas: Pulverização e alongamento, injecções e libertação de PGM.

4.2. Musculatura do pescoço e do tronco.

4.2.1. Escalenos anterior, médio e posterior.

- Escaleno anterior:
  - Origem: processos costo-transversos das vértebras C3 a C6.
  - Inserção: Primeira costela.
- Escaleno médio:
  - Origem: processos costo-transversos das vértebras C2 a C7.
  - Inserção: Primeira costela e, nalguns casos, também na segunda costela.
- Escaleno posterior:
  - Origem: processos costo-transversos das vértebras C4 a C6.
  - Inserção: Segunda costela e, ocasionalmente, na terceira costela.
- Funções: Trabalhando em conjunto, estes músculos geram uma ligeira flexão da coluna cervical. Unilateralmente, provocam uma inclinação homolateral. Além disso, contribuem para a inspiração durante a respiração, se a coluna vertebral atuar como um ponto fixo. Actuam igualmente como estabilizadores laterais da coluna cervical média e inferior.

- Dor fascial e PGM:

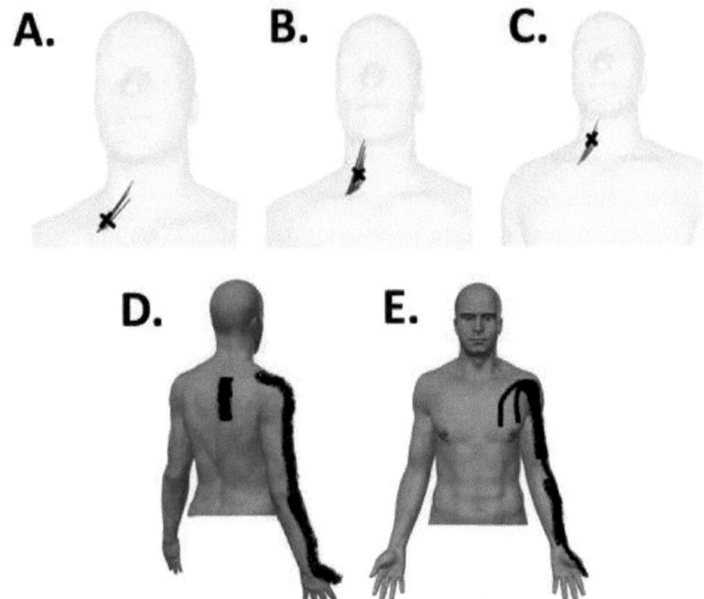

Figura 18. PGM das porções anterior (representada na figura A), média (figura B) e posterior (figura C) do músculo escaleno representadas por cruz preta e dor referida representada a preto na vista posterior (figura D) e na vista anterior (figura E).

- Sintomas: Dor referida lateralmente ao braço e ao primeiro e segundo dedos da mão. Também pode haver dor na região peitoral, especificamente na zona do mamilo, e dor posterior na zona escapular. Os sintomas incluem sinais de compressão do plexo braquial.
- Causas possíveis:
  - Postura incorrecta com a cabeça para a frente.
  - Stress e ansiedade (principais factores).
  - Problemas respiratórios, como constipações.
  - Diagnóstico diferencial
  - Compressão do plexo braquial.
  - Síndrome do túnel cárpico.
  - Patologias do disco cervical.
  - Compressão vascular.
  - Condições noutros músculos com dor referida semelhante: subclávia, peitoral, trapézio, escápula angular, supra-espinhoso, infra-

espinhoso, romboide, serrátil posterior superior, iliocostal dorsal, braquiorradial, extensor do polegar, pronador redondo, supinador redondo, adutor do polegar, oponente do polegar.

- Recomendações: Utilização de almofadas, natação, cachecóis quentes, calor, alongamentos e elevação.
- Técnicas recomendadas: Pulverização e alongamento, injecções e libertação de PGM.

4.2.2. Esternocleidomastoideu.

- Origem:
  - Fascículo esternal: manúbrio do esterno.
  - Fascículo clavicular: terço medial da clavícula.
- Inserção: Processo mastoide e linha curva occipital superior (parte externa).
- Funções:
  - Unilateral: provoca a inclinação homolateral e a rotação contralateral da cabeça.
  - Bilateral: Efectua a flexão cervical, embora as fibras posteriores possam gerar a extensão da coluna cervical. Actua também como músculo acessório na respiração forçada, elevando o esterno se o ponto fixo estiver na cabeça.
- Dor referida e PGM:

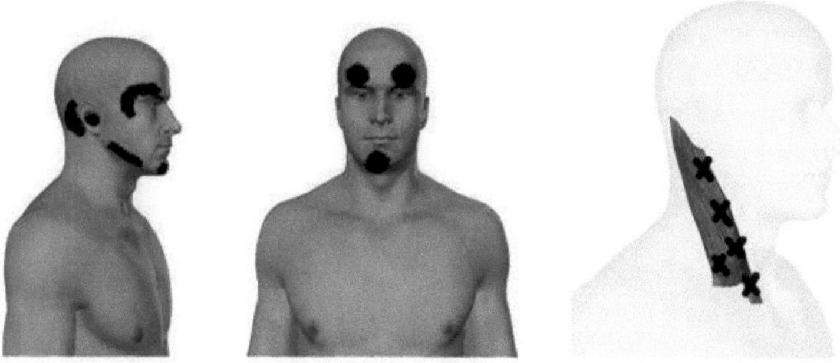

Figura 19. Dor referida representada pela cor preta do músculo esternocleidomastóideo (primeira e segunda figuras) e PGM representada por cruzes pretas (última figura).

- Sintomas:

- O fascículo esternal gera dor referida na mastoide, no occipital, na área supraorbital e na garganta.
- O fascículo clavicular provoca dores no ouvido e na zona frontal.
- Em alguns casos, o músculo pode causar tonturas devido à rotação do osso temporal.

- Causas possíveis:
  - Posturas mantidas, tais como: flexão cervical, flexão com rotação cervical ou extensão cervical.
  - Respiração paradoxal ou infecções respiratórias crónicas.
  - Ansiedade e stress.
  - Alterações de outras estruturas, como o músculo peitoral maior, ou mesmo claudicações que afectam a postura.
  - Whiplash.
  - Postura incorrecta com a cabeça para a frente.
- Diagnóstico diferencial
  - Otite.
  - Nevralgia do trigémeo.
  - Disfunção vestibular.
  - Condições noutros músculos com dor referida semelhante: platisma, digástrico, esplénio, longissimus capitis, semispinatus, suboccipital, trapézio, temporal, occipitofrontalis, orbicularis oculi, masseter.

4.2.3. Platisma

- Origem: Fáscia superficial das regiões deltoide e peitoral.
- Inserção: maxilar, pele da bochecha, canto da boca e músculo orbicular da boca.
- Acções: Aperta a pele do pescoço e da parte inferior do rosto. Ajuda a baixar o maxilar.

- Dor referida e PGM:

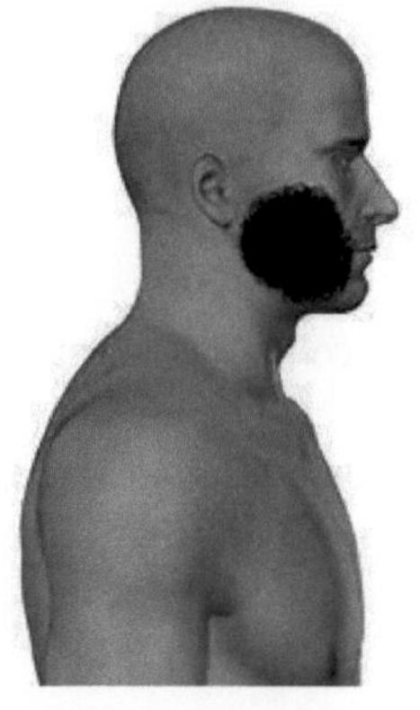
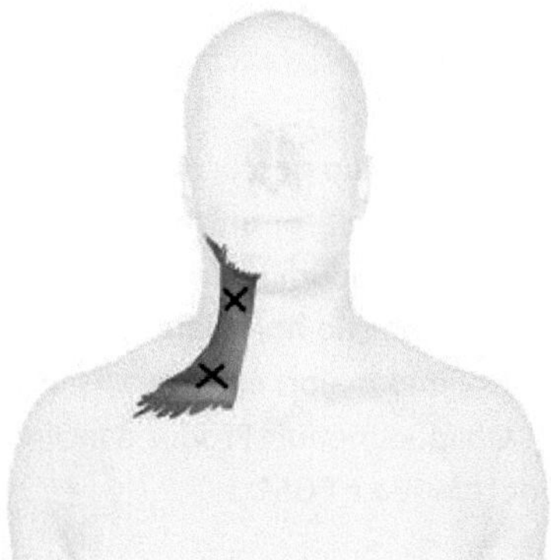

Figura 20. Dor referida representada pela cor preta (primeira e segunda figuras) e PGMs representados por cruzes pretas (última figura) do platisma.

- Sintomas: Dor referida na zona mandibular, caracterizada por uma dor superficial com sensação de picadas e parestesia.
- Causas possíveis:
  - Disfunção da articulação temporomandibular.
  - Manter a boca aberta durante longos períodos de tempo (por exemplo, durante procedimentos dentários).
- Diagnóstico diferencial:
  - Problemas dentários.
  - Nevralgia do trigémeo.
- Afeção de outros músculos com dor referida semelhante: esternocleidomastóideo, temporal, bucinador, masseter, pterigóideo.

4.2.4. Suboccipital.

- Rectus posterioris major da cabeça:
  - Origem: Processo espinhoso de C2 (eixo).
  - Inserção: Linha curva occipital inferior.
- Rectus posterior menor da cabeça:
  - Origem: Tubérculo posterior de C1 (atlas).
  - Inserção: Linha curva occipital inferior (coberta pelo reto maior).
- Oblíquo maior (ou inferior) da cabeça:
  - Origem: Processo espinhoso de C2 (eixo).
  - Inserção: Processo transverso de C1 (atlas).
- Oblíquo inferior (ou superior) da cabeça:

- Origem: Processo transverso de C1 (atlas).
- Inserção: Osso occipital.

- Acções:
  - Extensão do pescoço quando actua bilateralmente.
  - Controlo motor entre o osso occipital, C1 e C2.
  - Rectus abdominis major posterior: Se contraído unilateralmente, gera rotação homolateral.
  - Oblíquo maior: efectua a inclinação e a rotação homolateral.
  - Oblíquo menor: Produz a inclinação homolateral.
- Dor referida e PGM:

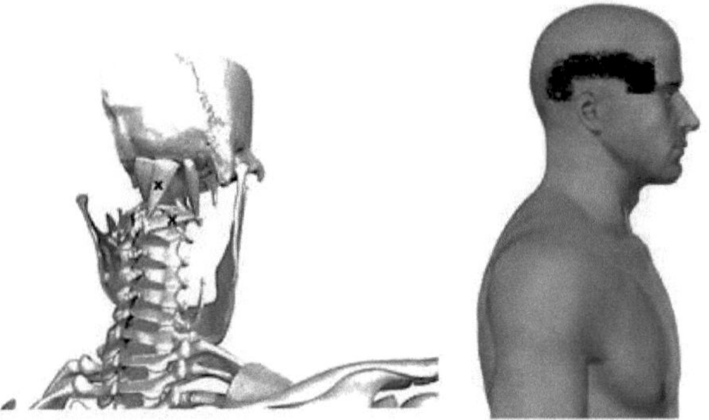

Figura 21. PGMs representados por cruzes pretas (primeira figura) e dor referida representada em preto (segunda figura) dos músculos suboccipitais.

- Sintomas:
  - Cefaleia de tensão com dor difusa, difícil de localizar.
  - Dor referida sobre as orelhas, horizontal, que pode atingir o olho.
  - Limitação da mobilidade cervical.
  - Sensação de tensão na base do occipital, embora o doente não consiga identificar a dor.
- Causas possíveis:
  - Posturas mantidas em flexão ou extensão + rotação.
  - Postura de cabeça anteriorizada.
  - Frio direto na zona.
  - Problemas visuais ou utilização de óculos bifocais (devido ao movimento do pescoço para melhorar a visão).

- Diagnóstico diferencial:
    - Enxaqueca.
    - Disfunção articular.
    - Espondilite anquilosante (devido à rigidez e limitação do pescoço).
    - Osteoartrite cervical.
- Alteração de outros músculos com sintomas semelhantes: semiespinhoso, longissimus capitis, esplénio, esternocleidomastoideu, digástrico, trapézio, temporal, occipitofrontal, masseter.

4.2.5. Multifídeos

- Origem: tem origem no sacro posterior, na espinha ilíaca póstero-superior, nos ligamentos sacroilíacos, nos processos mamilares das vértebras L1 a L5, nos processos transversos de T1 a T12 e nos processos articulares das vértebras C4 a C7.
- Inserção: Insere-se nos processos espinhosos das vértebras superiores, saltando por vezes 2 a 4 vértebras acima.
- Funções: Quando actuam bilateralmente, provocam a extensão da coluna vertebral. Quando activados unilateralmente, permitem a inclinação homolateral e a rotação contralateral.
- Dor referida e PGM:

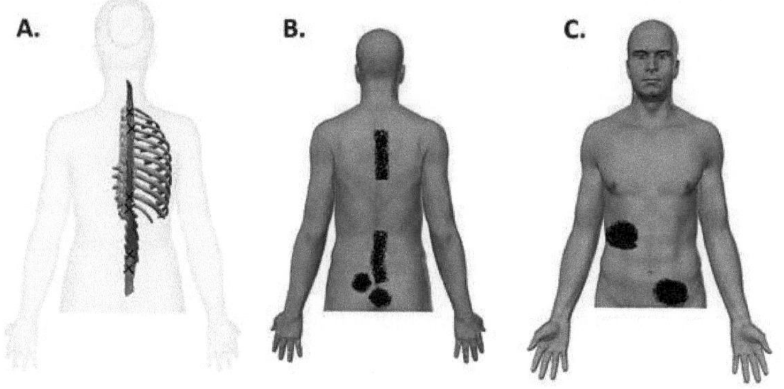

Figura 22. PGMs representados por cruzes pretas (Figura A) e dor referida representada pela cor preta da musculatura multifidus.

- Sintomas: Dor muito localizada. Dor com irradiação para a região anterior, especialmente na zona abdominal. Na parte posterior, a dor manifesta-se na região sacro-ilíaca e entre as omoplatas. Pode também verificar-se uma hipersensibilidade ao toque na zona do cóccix e uma limitação da mobilidade da coluna vertebral.

- Causas possíveis:
  - Posturas mantidas em flexão, inclinação ou rotação do tronco.
  - Traumatismos, como os provocados por acidentes de viação.
  - Dismetria nos membros inferiores.
- Diagnóstico diferencial:
  - Inflamação da articulação sacro-ilíaca (relacionada com doenças como a espondilite).
  - Coccigodinia.
  - Patologias das costelas.
  - Disfunção das articulações vertebrais.
  - Artrite e osteoartrose.
  - Dores viscerais.
  - Alterações noutros músculos com dor referida semelhante, como o reto abdominal, o abdómen oblíquo, o transverso do abdómen, o trapézio, o elevador da escápula, o infra-espinhoso, o romboide, o quadrado lombar, a coifa dos rotadores, o iliocostal dorsal, o psoas ilíaco, o glúteo médio, o glúteo máximo, o piriforme e o sóleo.
- Recomendações: Postura. Cifose devido à posição de trabalho. Número e tipo de almofadas. Considerações sobre o trabalho
- Técnicas recomendadas: Pulverização e alongamento, injecções, agulhas secas e libertação de PGM.

4.2.6. Rotadores de tronco.

- Origem: Processo transverso.
- Inserção: Lâmina e processo transverso ou espinhoso das vértebras superiores (geralmente da vértebra adjacente ou da segunda vértebra mais próxima).
- Acções: Extensão da coluna vertebral e rotação para o lado oposto.

- Dor referida e PGM:

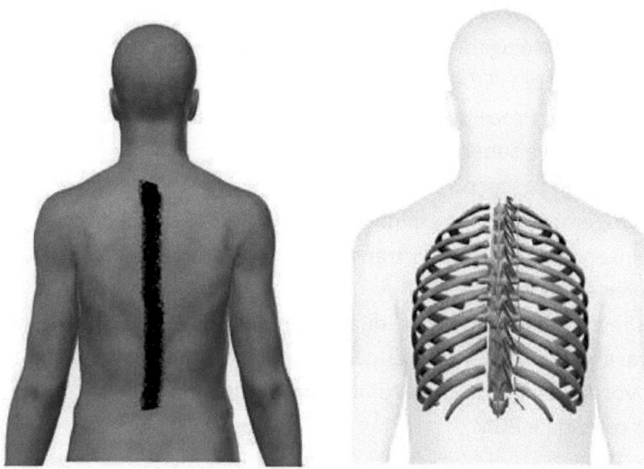

Figura 23. Dor referida a preto (figura da esquerda) e músculos rotadores (figura da direita).

- Sintomas: Dor localizada na coluna vertebral, acompanhada de hipersensibilidade ao toque sobre os processos espinhosos. A dor pode ocorrer com o movimento da coluna vertebral ou mesmo com a restrição da mobilidade.
- Causas possíveis:
  - Manutenção de posturas em flexão e/ou rotação do tronco.
  - Traumatismos, como acidentes de viação.
  - Discrepância no comprimento dos membros inferiores.
- Diagnóstico diferencial:
  - Inflamação da articulação sacro-ilíaca (associada a doenças como a espondilite).
  - Coccigodinia.
  - Disfunção das articulações vertebrais.
  - Artrite e osteoartrose.
- Alterações noutros músculos com dor referida semelhante: reto abdominal, trapézio, elevador da escápula, rombóides, quadrado lombar, multífido, iliocostal dorsal, psoas ilíaco.

4.2.7. Esplénio da cabeça / esplénio do pescoço

- Esplénio da cabeça:
  - Origem: No ligamento cervical posterior e nos processos espinhosos das vértebras C7 a T3.
  - Inserção: Processo mastoide do osso temporal e porção externa da linha curva superior do osso occipital.
- Esplénio do pescoço:
  - Origem: processos espinhosos das vértebras de T3 a T6.
  - Inserção: Processos transversos e tubérculos posteriores das vértebras C1 a C3.
- Acções: Ambas as secções, quando actuam bilateralmente, contribuem para a extensão da coluna cervical. Quando actuam unilateralmente, provocam a inclinação e a rotação para o mesmo lado.
- Dor referida e PGM:

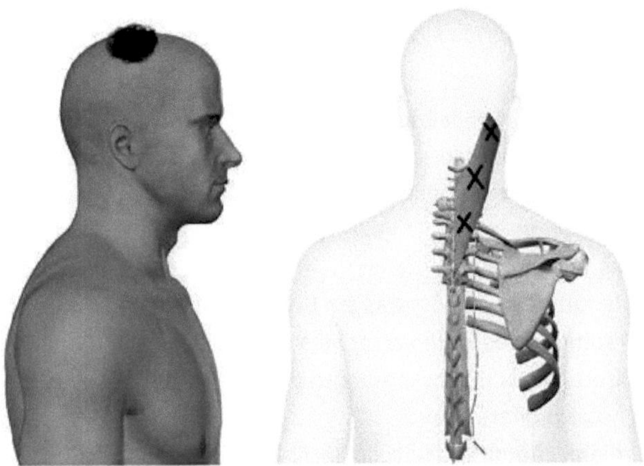

Figura 24. Dor referida representada a preto (figura da esquerda) e PGM representado com cruzes pretas (figura da direita) do músculo esplénio da cabeça.

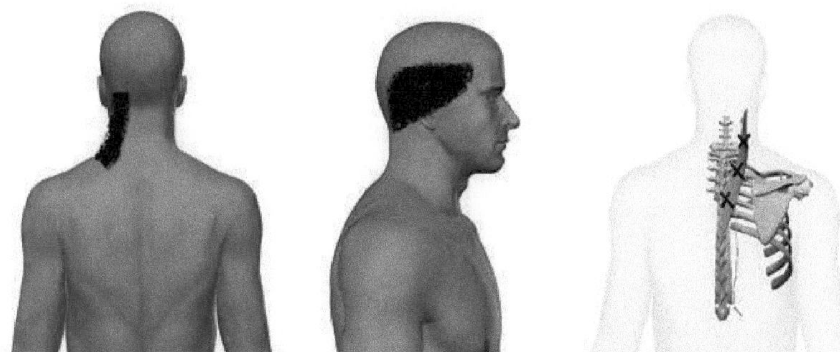

Figura 25. Dor referida representada a preto (primeira e segunda figuras) e PGM representado com cruzes pretas (última figura) do músculo esplénio do pescoço.

- Sintomas:

A dor de cabeça esplénica referida localiza-se na parte superior do crânio, entre as zonas frontal e parietal. No caso do esplénio esplénico no pescoço, a dor irradia para a região supraorbital e parte da zona temporal, além de afetar a zona superior do músculo trapézio. É um dos músculos que pode desencadear cefaleias de tensão e limitar o movimento da coluna cervical.

- Causas possíveis:
    - Manter a cabeça em flexão durante longos períodos.
    - Manter a cabeça em rotação ou inclinada, como quando se segura um telemóvel entre o ombro e a orelha.
    - Problemas oculares que alteram a posição do pescoço.
    - Lesões por efeito de chicotada na sequência de um acidente de viação.
- Diagnóstico diferencial:
    - Enxaquecas.
    - Patologias oculares (devido a dor supraocular referida).
    - Stress.
    - Disfunções articulares.
    - Condições noutros músculos com dor referida semelhante: esternocleidomastóideo, longissimus capitis, semispinatus, suboccipital, trapézio, elevador da escápula, temporal, occipitofrontal.

4.2.8. Costas muito compridas.

- Origem: Massa sacrolombar comum.
- Inserção: Processos transversos das vértebras até T1 e costelas proximais.
- Acções:
  - Bilateral: Estende a coluna vertebral.
  - Unilateral: Inclina o tronco para o mesmo lado.
- Dor referida e PGM:

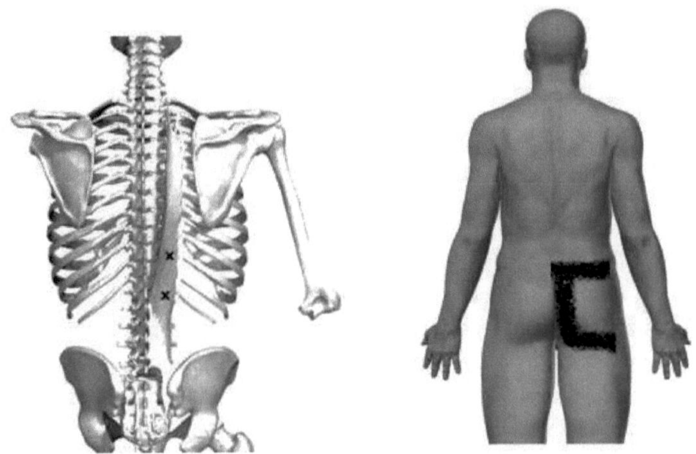

Figura 26. PGM representado com cruzes pretas (primeira figura) e dor referida representada a preto (segunda figura) do músculo latissimus dorsi.

- Sintomas: Dor referida na parte inferior das nádegas e na parte inferior das costas, especialmente perto do ílio. Pode haver restrição de movimentos.
- Causas possíveis:
  - Posturas mantidas em flexão e inclinação do tronco.
  - Traumatismos, como acidentes de viação.
  - Dismetria dos membros inferiores.
- Diagnóstico diferencial:
  - Inflamação da articulação sacro-ilíaca, como na espondilite.
  - Coccigodinia.
  - Disfunção das articulações vertebrais.
  - Artrite e osteoartrose.
- Outros músculos com dor referida semelhante: reto abdominal, latissimus dorsi, quadrado lombar, iliocostal lombar, isquiotibiais.

4.2.9. Serrátil anterior.

- Origem: O músculo serrátil anterior origina-se nas primeiras dez costelas (por vezes só chega até à oitava ou nona costela), com dígitos que se inserem em cada costela.
- Inserção: Inserido ao longo da borda medial da escápula. O primeiro dígito é fixado no canto superior da omoplata, enquanto os últimos dígitos são fixados no canto inferior.
- Acções:
  - Realiza a abdução e rotação superior da escápula quando as costelas actuam como ponto fixo, o que facilita a flexão gleno-umeral.
  - Com as costelas como ponto fixo, move a omoplata para a frente (protrusão), evitando que a omoplata deslize para fora ("flapping").
  - Se o ponto fixo for a omoplata, o serrátil anterior actua como um músculo inspiratório, elevando as costelas para cima.
- Dor referida e PGM:

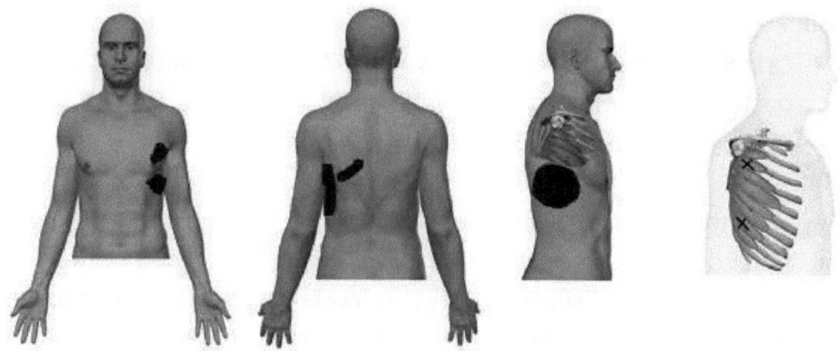

Figura 27. Dor referida representada a preto (primeira, segunda e terceira figuras) e PGM representado com cruzes pretas (quarta figura) do músculo serrátil anterior.

- Sintomas: A dor referida localiza-se no aspeto medial do braço, afectando os dois últimos dedos da mão, bem como o bordo inferior da omoplata e ao longo do músculo. Os doentes descrevem frequentemente uma sensação de falta de ar ou de falta de ar, como se algo estivesse a impedir a respiração completa. A dor também pode ocorrer durante a inspiração.
- Causas possíveis:
  - Doenças respiratórias como a asma.
  - Movimentos bruscos (por exemplo, uma torção rápida do tronco ao volante).

- Exercício intenso (devido à rápida ativação muscular e à respiração acelerada).
- Ansiedade e stress.
- Levantar os braços acima da cabeça.

- Diagnóstico diferencial:
  - Costocondrite.
  - Problemas na musculatura peitoral.
  - Compressão do nervo intercostal.
  - Herpes zoster.
  - Fracturas das costelas.
- Envolvimento de outros músculos com dor referida semelhante: subescapular, peitorais, intercostais, latissimus dorsi, iliocostalis dorsi, triceps brachii, flexor comum dos dedos, pronador quadrado, abdutor do dedo mindinho, extensor comum dos dedos.

4.2.10. Serrátil posterior

- Superior:
  - Origem: Processos espinhosos de C7 a T3, ligamento cervical posterior e ligamentos supra-espinhosos.
  - Inserção: Bordo superior da 2ª à 5ª costelas.
- Inferior
  - Origem: processos espinhosos de T11 a L2.
  - Inserção: Bordo inferior da 9ª à 12ª costelas.
- Acções: O músculo superior eleva as costelas, enquanto o músculo inferior as deprime. Ambos ajudam na respiração, com o superior a facilitar a inspiração e o inferior a contribuir para a expiração.
- Dor referida e PGM:

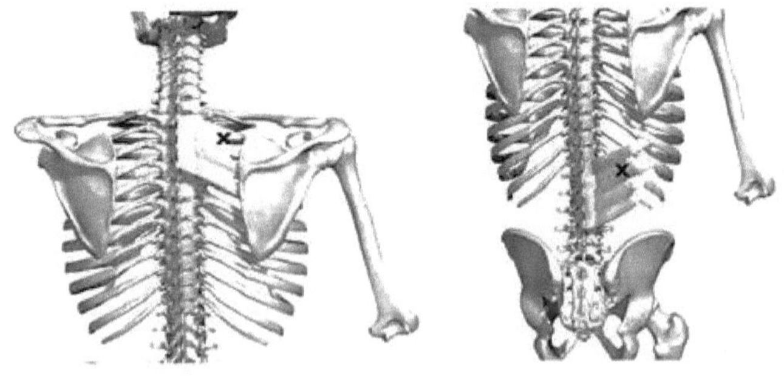

Figura 28. PGM no serrátil posterior superior (primeira figura) e no serrátil posterior inferior (segunda figura).

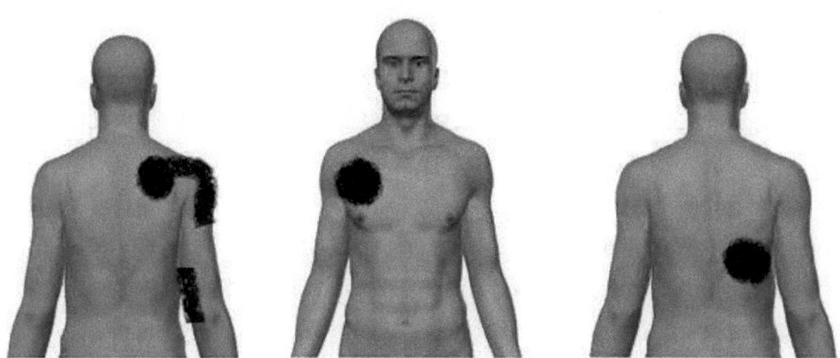

Figura 29. Dor referida para o serrátil posterior superior (primeira e segunda figuras) e serrátil posterior inferior (última figura).

- Sintomas:
  - O serrátil posterior superior provoca dor referida que pode estender-se da omoplata e do ombro para a parte posterior do braço, cotovelo (zona epitroclear), antebraço, punho e quinto metacarpo. A dor no peito também pode estar presente. Esta dor, que é profunda e persistente em repouso, intensifica-se frequentemente com a carga.
  - O serratus posterioris inferior gera dor local que é normalmente aliviada por alongamento.
- Causas possíveis:
  - Doenças respiratórias, como tosse ou asma.
  - Ansiedade e stress.
  - Escoliose.
  - Actividades com os braços levantados (por exemplo, trabalhar em mesas altas).
  - Diferenças no comprimento das pernas.
  - Posturas que implicam a rotação do tronco.
- Diagnóstico diferencial:
  - Síndrome do desfiladeiro torácico.
  - Bursite olecraniana.
  - Radiculopatia C7-C8 ou C8-T1.
  - Problemas renais.
  - Disfunção da coluna vertebral.
- Outras afecções musculares com dores semelhantes: escalenos, peitorais, trapézio, escápula angular, supra-espinhoso, romboide,

redondo maior, latíssimo do dorso, iliocostal, coracobraquial, tríceps braquial, deltoide, pronador quadrado, abdutor do dedo mínimo.

4.2.11. Intercostal.

- Intercostais externos:
  - Origem: Borda inferior da costela (lábio externo do canal costal).
  - Inserção: bordo superior da costela imediatamente inferior.
  - Disposição: De dorsal para ventral.
- Intercostais internos:
  - Origem: Lábio externo do canal costal, no bordo inferior da costela.
  - Inserção: Borda superior da costela inferior.
  - Disposição: De ventral para dorsal, estendendo-se desde a linha axilar média até ao bordo do esterno.
- Intercostais íntimos:
  - Origem: Lábio interno do canal costal.
  - Inserção: Borda superior da costela inferior.
  - Disposição: De ventral para dorsal, partindo do canto posterior da costela até cerca de 6 cm da borda esternal.
- Acções:
  - Os músculos intercostais externos são músculos inspiratórios durante a respiração e ajudam a estabilizar a caixa torácica. Quando contraídos de um lado, facilitam a rotação contralateral da coluna torácica.
  - Os músculos intercostais internos e intimais actuam como músculos expiratórios e também estabilizam a caixa torácica.
- Dor referida e PGM:

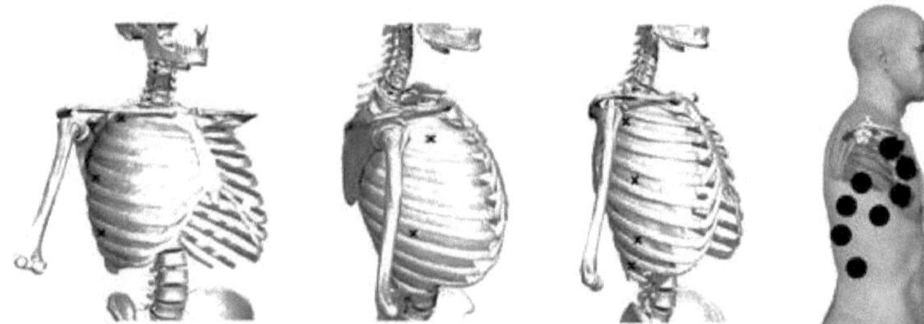

PGMs marcados com cruzes pretas dos intercostais externos (primeira figura), intercostais internos (segunda figura) e intercostais íntimos (terceira figura). Dor referida dos músculos intercostais (última figura).

- Sintomas: A dor referida é local e afecta a área intercostal. Intensifica-se com a respiração profunda, a tosse e os espirros. Também causa desconforto ao rodar o tronco e dor ao levantar o braço, devido à mobilidade limitada das costelas.
- Causas possíveis:
  - Cirurgia torácica.
  - Traumatismos como fracturas de costelas ou contusões.
  - Processos catarrais com tosse e espirros.
  - Herpes zoster.
  - Posturas mantidas em rotação do tronco ou com o braço levantado.
  - Lesões intratorácicas como o pneumotórax.
- Diagnóstico diferencial
  - Herpes zoster.
  - Patologias das costelas.
  - Síndroma de Tietze.
  - Radiculopatia intercostal.
- Afeção de outros músculos com dor referida semelhante: serrátil anterior, diafragma.

4.2.12. Dorsal larga.

- Origem: processos espinhosos de T6 a L5, sacro (através da fáscia toracolombar), costelas 9 a 12 e crista ilíaca.
- Inserção: sulco intertubercular do sulco bicipital.
- Acções:
  - Com as costas fixas: rotação interna, extensão e adução do ombro.
  - Com ambos os lados a funcionar: Extensão do tronco.
  - Com o úmero fixo: Permite movimentos como nadar ou trepar, e ajuda a respiração, especialmente durante a inspiração forçada.
- Dor referida e PGM:

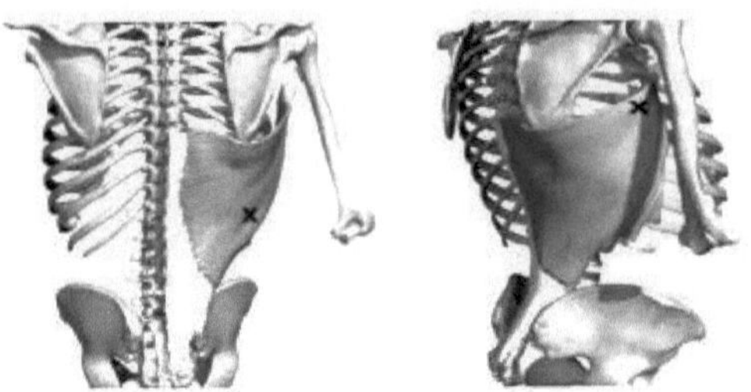

Figura 31. PGM em latissimus dorsi.

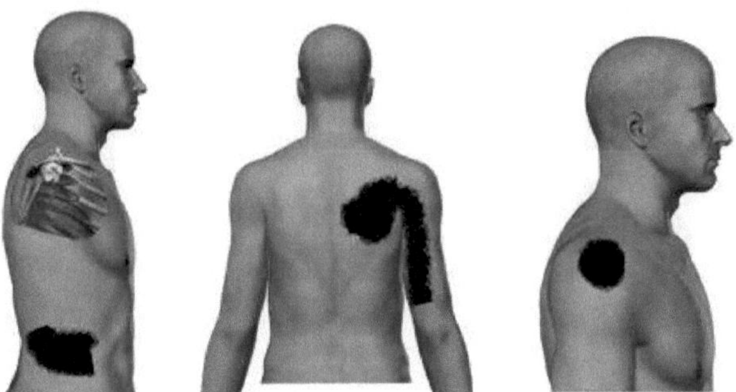

Figura 32. Dor no latissimus dorsi referida.

- Sintomas: Dor referida no ângulo da omoplata, na face medial do braço (semelhante à radiculopatia), na parte anterior do ombro e sobre a crista ilíaca. A dor não aumenta com o movimento ou o alongamento.

- Causas possíveis:
  - Levantamento de pesos.
  - Actividades repetitivas com os braços em cima da cabeça, como as flexões.
  - Doenças respiratórias.
  - Compressões, como usar um soutien ou dormir de lado.
- Diagnóstico diferencial:
  - Patologia torácica, como doenças cardiopulmonares ou fracturas de costelas.
  - Radiculopatia C7.
  - Síndrome do plexo braquial.
  - Tendinopatia bicipital.

- Outras afecções musculares com dor semelhante: subescapular, peitorais, serrátil anterior, diafragma, transverso do abdómen, serrátil posterior superior, iliocostal, longissimus dorsi, braquial anterior, deltoide, coracobraquial, bicípite braquial.

4.2.13. Quadrado lombar.

- Origem: Lábio interno da crista ilíaca e ligamento iliolombar.
- Inserção: Borda inferior da 12ª costela e ápices dos processos transversos de L1 a L4.
- Acções:
  - Unilateral: Inclinação lateral do tronco para o mesmo lado.
  - Bilateral: Estende o tronco.
  - Fixa a 12ª costela, contribuindo para a respiração durante a inspiração e estabiliza a coluna lombar.
- Dor referida e PGM:

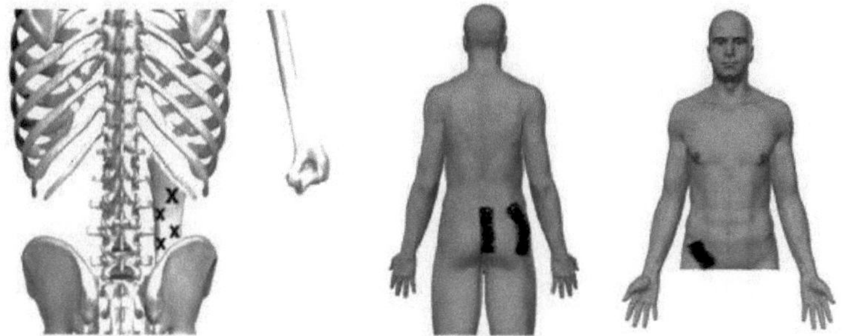

Figura 33. PGMs marcados com cruzes pretas do músculo quadrado lombar (primeira figura) Dor referida dos músculos intercostais (segunda e terceira figuras).

- Sintomas: Dor referida em várias áreas, incluindo a parte inferior do abdómen (até à virilha), a região inferior das nádegas, a área do trocânter maior do fémur e a articulação sacroilíaca. A dor é profunda e pode haver hipersensibilidade à palpação. O desconforto é agravado ao levantar-se da cama ou de uma cadeira, ao caminhar com as costas direitas, ao estar de pé durante muito tempo ou mesmo em repouso. O movimento aumenta a dor e existe uma restrição à flexão e à flexão do tronco. A dor também pode ser sentida ao tossir ou espirrar.
- Causas possíveis:
  - Levantar pesos com uma postura incorrecta.
  - Traumatismos, como nos acidentes de viação.

- Exposição ao frio direto.
- Torção ou inclinação súbita do tronco.
- Posturas mantidas em flexão e inclinação do tronco, por exemplo, ao vestir-se de pé.
- Microtraumatismos repetidos, como em profissões fisicamente exigentes ou ao correr em superfícies inclinadas.
- Dismetria e claudicação dos membros inferiores.

- Diagnóstico diferencial:
  - Trocanterite e bursite trocantérica.
  - Hérnia discal na região lombar.
  - Ciatalgia.
  - Disfunção das articulações lombares e sacrais.
  - Inflamação da articulação sacro-ilíaca, que pode incluir espondilite.
  - Espondilólise e espondilolistese.
  - Patologia costal.
- Outros músculos com dor semelhante: reto abdominal, oblíquo abdominal, transverso abdominal, multífido, coifa dos rotadores, iliocostal lombar, grande dorsal, psoas ilíaco, pectíneo, glúteo, piriforme, isquiotibiais, tensor da fáscia lata, sóleo.

4.2.14. Diafragma.

- O diafragma tem três grupos de fibras:
  - Fibras esternais: têm origem na parte posterior do processo xifoide.
  - Fibras das costelas: têm origem nas costelas 7 a 12.
  - Fibras lombares: têm origem nas vértebras L1 a L3, nos corpos vertebrais e nos arcos lombocostais (ligamentos).
- Inserção: O diafragma forma o tendão central, que tem a forma de um trevo e se situa imediatamente abaixo do pericárdio. Não tem inserção óssea e tem o aspeto de um para-quedas.
- Acções: É o principal músculo da inspiração. Quando contraído, o tendão central desloca-se para baixo e para frente, aumentando o volume torácico em todas as dimensões. Isto ocorre quando as costelas inferiores se fixam, permitindo uma entrada de ar mais eficaz nos pulmões.
- Dor referida e PGM:

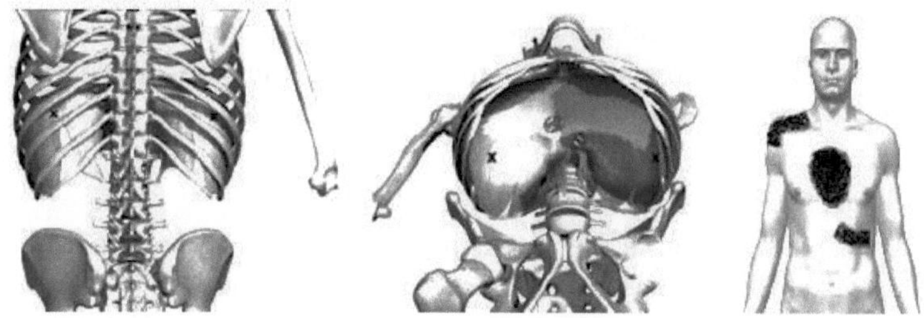

Figura 34. PGMs marcados com cruzes pretas do diafragma (primeira e segunda figuras) Dor referida do diafragma (terceira figura).

- Sintomas:
  - Dor homolateral no ombro quando o ponto de ativação se situa na zona da cúpula do diafragma.
  - Dor na zona periférica costal ou precordial.
  - Sensação de beliscão lateral lateral.
  - Falta de ar e dificuldade em respirar fundo.
- Causas possíveis:
  - Exercício intenso que exija uma respiração rápida ou mal coordenada.
  - Tosse persistente ou doenças respiratórias.
  - Problemas gástricos devido à proximidade anatómica entre o diafragma e o estômago.
- Diagnóstico diferencial:
  - Problemas gástricos ou hepáticos (devido à localização da dor).
  - Lesões nas costelas.
  - Patologias respiratórias que provocam falta de ar.
- Alteração de outros músculos com dor referida semelhante: peitoral, intercostal, subescapular, abdominal oblíquo, abdominal transverso, infra-espinhoso, grande dorsal, bíceps braquial, braquial anterior, coracobraquial.

4.2.15. Oblíquos do abdómen.

- Oblíquo externo:
  - Origem: 5ª a 12ª costelas.
  - Inserção: Nos 2/3 anteriores da crista ilíaca. Na parte anterior, forma uma aponeurose que se junta na linha alba e se insere no púbis.
- Oblíquo interno:
  - Origem: No ligamento inguinal e nos 2/3 anteriores da crista ilíaca (linha média), e também na fáscia toracolombar.

- Inserção: 9ª a 12ª costelas. Além disso, forma uma aponeurose que envolve o reto abdominal e se une na linha alba, estendendo-se até às cartilagens costais da 7ª à 9ª e parte dela até ao púbis.

- Acções:
  - Oblíquo externo:
    - Bilateralmente: Flexiona o tronco, suporta as vísceras abdominais e facilita funções como a defecação, a micção, o parto e a expiração.
    - Unilateralmente: Rodar o tronco para o lado oposto (rotação contralateral), inclinar o tronco para o mesmo lado (inclinação homolateral) e elevar a pélvis.
  - Oblíquo interno:
    - Bilateralmente: Realiza a flexão do tronco e também auxilia na defecação, micção, parto e expiração.
    - Unilateralmente: Rodar e inclinar o tronco para o mesmo lado (rotação e inclinação homolateral) e elevar a pélvis.

- Dor referida e PGM:

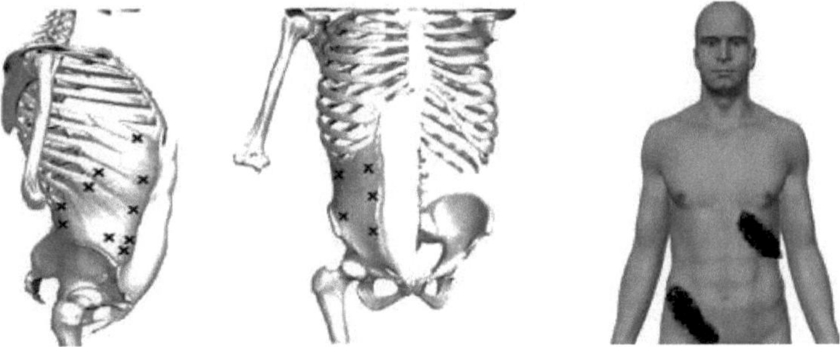

Figura 35. PGMs marcados com cruzes pretas (primeira e segunda figuras) e dor referida (terceira figura) dos oblíquos do abdómen.

- Sintomas:
  - Os pontos de gatilho miofasciais (MTrPs) nos oblíquos podem causar dor local em várias áreas:
  - Dor nas costelas.
  - Dor com sensação de azia ou dor na zona do fígado.
  - Os PGMs laterais e inferiores podem causar dor na virilha e nos testículos.

- Alterações da micção devido ao envolvimento do músculo detrusor da bexiga e do esfíncter.
- Limitação ou dor nos movimentos do tronco, como a flexão, a flexão e a rotação.
- Podem também influenciar problemas respiratórios ou de evacuação.

- Causas possíveis:
  - Parto e gravidez.
  - Patologia respiratória, como constipações ou tosse.
  - Stress e ansiedade.
  - Exercício repetitivo.
  - Trauma direto.
  - Alterações das vísceras abdominais.
  - Posturas mantidas durante períodos de tempo prolongados.

- Diagnóstico diferencial:
  - Patologia visceral abdominal.
  - Patologia visceral pélvica.
- Alteração de outras musculaturas com dor referida semelhante, como o diafragma, o reto abdominal, o transverso abdominal, o quadrado lombar, o multífido, o iliocostal dorsal, o psoas ilíaco, o pectíneo, o adutor médio, o adutor mínimo e o adutor magno.

4.2.16. Transversus abdominis.

- Origem:
  - Crista ilíaca: 2/3 anterior.
  - Ligamento inguinal.
  - Sétima a décima segunda costelas: Nas faces internas das cartilagens costais.
  - Fáscia toracolombar.
- Inserção: Liga-se à aponeurose do oblíquo interno, inserindo-se finalmente na linha alba e no púbis.
- Acções:
  - Comprime as vísceras abdominais, o que ajuda a achatar o abdómen.
  - Facilita a defecação, a micção, o parto e contribui para a expiração durante a respiração, à semelhança dos oblíquos.
- Dor referida e PGM:

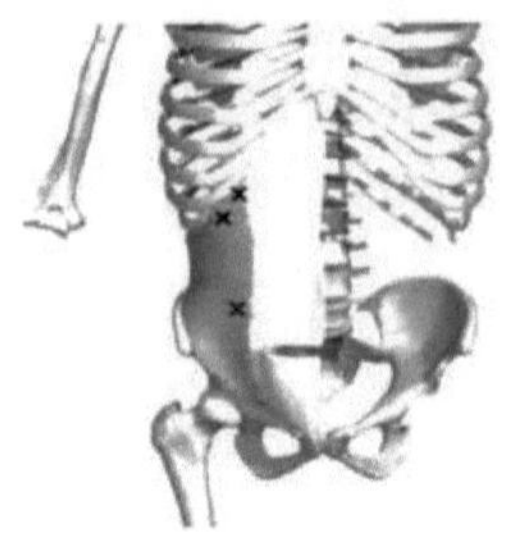 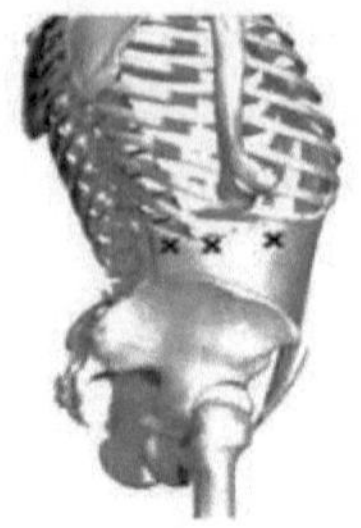 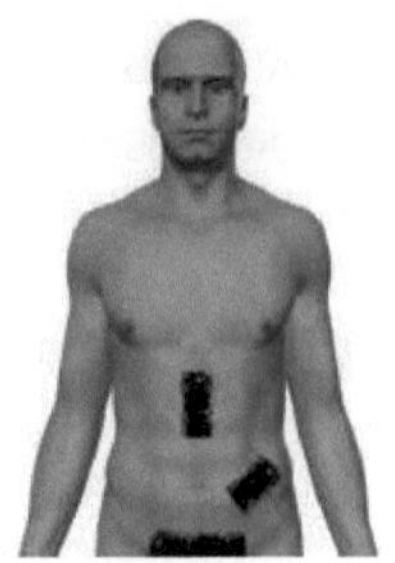

Figura 36. PGMs marcados com cruzes pretas (primeira e segunda figuras) e dor referida (terceira figura) do transverso do abdómen.

- Sintomas:
  - Dor referida na zona púbica, por vezes com irradiação para os testículos.
  - Dor referida nas cristas ilíacas e no abdómen anterior.
  - Por vezes, dor na zona do apêndice xifoide.
  - Sensação de dor semelhante à entesite costal, com desconforto ao tossir.
- Causas possíveis:
  - Processos catarrais e tosse.
  - Patologia visceral.
  - Trauma direto.
  - Stress e ansiedade.
- Diagnóstico diferencial
  - Patologia visceral abdominal.
  - Patologia visceral pélvica.
  - Entesite costal.
- Alteração de outros músculos com dor referida semelhante, como o diafragma, o reto abdominal, o oblíquo abdominal, o grande dorsal, o quadrado lombar, o multífido, o iliocostal dorsal e o pectíneo.

4.2.17. Rectus abdominis.

- Tem origem em dois tendões:
  - Tendão lateral: na espinha púbica.
  - Tendão medial: na sínfise púbica.
- Inserção:
  - As cartilagens costais das costelas 5 a 7.
  - O processo xifoide do esterno.
- Acções:

- Flexão da coluna vertebral por tração do esterno quando o púbis é o ponto fixo.
- Contribui para a expiração, puxando as costelas para baixo.
- Se as costelas forem o ponto fixo, eleva a bacia, diminui a lordose lombar e contribui para a estabilização da bacia.

- Dor referida e PGM:

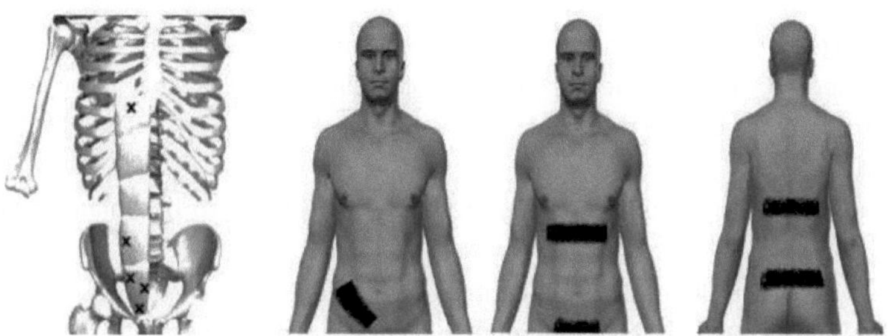

Figura 37. MMPs marcados com cruzes pretas (primeira figura) e dor abdominal referida (segunda, terceira e quarta figuras) do reto abdominal.

- Sintomas:
  - Nos PGMs das fibras superiores, a dor refere-se ao meio das costas e à região gástrica e pode causar desconforto digestivo.
  - Os PGMs mais laterais causam dor referida na área das espinhas ilíacas (no lado direito, a dor pode ser sentida perto do apêndice).
  - Os PGM inferiores provocam dores na zona lombar (incluindo o sacro, os ilíacos e a parte superior das nádegas) e na região púbica, o que pode causar dismenorreia.
- Causas possíveis:
  - Perturbações gástricas (por exemplo, úlcera).
  - Cicatrizes de cirurgia.
  - Trauma direto.
  - Exercício intenso ou forçado.
  - Tosse persistente.
  - Tensão emocional.
  - Posturas prolongadas em flexão do tronco.
- Diagnóstico diferencial:
  - Patologia visceral (apendicite, afecções hepáticas, hérnia de hiato).
  - Patologia das vísceras pélvicas (bexiga, ovários).
  - Patologia ginecológica.

- Alteração de outros músculos com dor referida semelhante: oblíquo abdominal, transverso abdominal, serrátil posterior inferior, quadrado lombar, quadrado lombar, multífido, coifa dos rotadores, iliocostal, longissimus dorsi, psoas ilíaco, pectíneo, adutor médio, adutor mínimo, adutor magno.

4.2.18. Quadrado lombar.

- Origem: Lábio interno da crista ilíaca e ligamento iliolombar.
- Inserção: Borda inferior da 12ª costela e ápices dos processos transversos das vértebras L1 a L4.
- Acções:
    - Actuando unilateralmente, provoca uma inclinação homolateral do tronco.
    - Se atuar bilateralmente, contribui para a extensão do tronco.
    - Fixa a 12ª costela, o que ajuda durante a inspiração.
    - Estabiliza a coluna lombar.
- Dor referida e PGM:

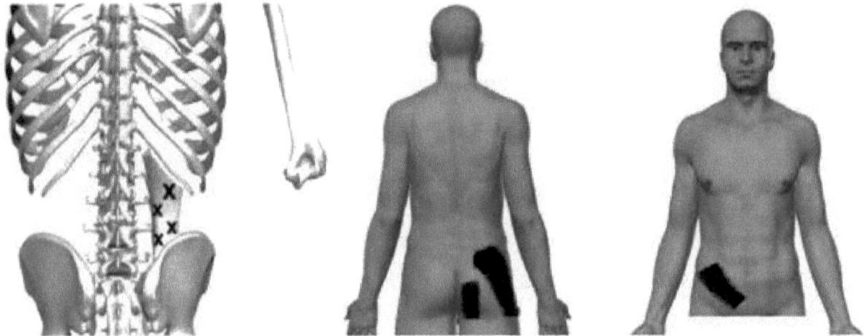

Figura 38. MMPs marcados com cruzes pretas (primeira figura) e dor referida (segunda e terceira figuras) do quadrado lombar.

- Sintomas:
    - O quadrado lombar gera dor referida em várias áreas, tais como: a parte inferior do abdómen (que pode estender-se até à virilha), a parte inferior das nádegas, a área em torno do trocânter maior do fémur e a articulação sacroilíaca. A dor é profunda e, por vezes, há hipersensibilidade na zona à palpação.
    - O desconforto é referido ao levantar-se da cama ou de uma cadeira, ao caminhar com as costas direitas ou ao permanecer de pé durante longos períodos de tempo, mesmo em repouso. Os movimentos agravam consideravelmente a dor. A flexão e a inclinação do tronco

são limitadas. Também se sente dor ao tossir ou espirrar, pois o músculo estabiliza a 12ª costela.

- Causas possíveis:
  - Levantamento de objectos pesados com má postura.
  - Traumatismo, como num acidente de viação.
  - Exposição direta ao frio na zona.
  - Movimentos bruscos de torção ou inclinação do tronco.
  - Manter posturas que impliquem uma flexão ou inclinação prolongada do tronco (por exemplo, vestir-se de pé).
  - Microtraumatismos repetidos (em actividades como a jardinagem ou a limpeza, ou a corrida em superfícies inclinadas).
  - Diferenças no comprimento dos membros inferiores ou claudicação.
- Diagnóstico diferencial:
  - Trocanterite ou bursite trocantérica.
  - Hérnia discal na região lombar da coluna vertebral.
  - Ciatalgia.
  - Disfunção articular da coluna lombar ou sacral.
  - Inflamação da articulação sacro-ilíaca (incluindo doenças como a espondilite).
  - Espondilólise e espondilolistese.
  - Patologias das costelas.
- Distúrbios musculares com dor referida semelhante: reto abdominal, oblíquo abdominal, transverso abdominal, multífido, coifa dos rotadores, iliocostal lombar, latissimus dorsi, psoas ilíaco, pectíneo, glúteo, piriforme, isquiotibiais, tensor da fáscia lata, sóleo.

4.3. Músculos do ombro e do braço.

4.3.1. Trapézio.

- Origem:
  - Superior: linha curva occipital superior e protuberância occipital externa. Ligamento nucal posterior. Processos espinhosos da vértebra C7.
  - Meio: processos espinhosos das vértebras T1 a T5 e ligamentos supra-espinhosos.
  - Inferior: Processos espinhosos das vértebras T6 a T12 e ligamentos supra-espinhosos.

- Inserção:

- Superior: terço lateral da clavícula.
- Meio: superfície superior da coluna vertebral da omoplata e do acrómio.
- Inferior: Escápula (tubérculo na extremidade medial da coluna vertebral).

- Acções:
  - Se o ponto fixo for o membro superior: Quando actuam bilateralmente, produzem a extensão do pescoço. Unilateralmente, provocam a rotação contralateral e a inclinação homolateral do pescoço, acções realizadas principalmente pelas fibras superiores do trapézio.
  - Se o ponto fixo for a coluna vertebral: Estabiliza a omoplata durante os movimentos do braço. As fibras superiores e inferiores contribuem para a rotação da escápula (deslocando a glenoide para cima). As fibras superiores elevam a escápula juntamente com o músculo angular, enquanto as fibras médias colaboram com as fibras superiores e inferiores na rotação da escápula.
- Dor referida e PGM:

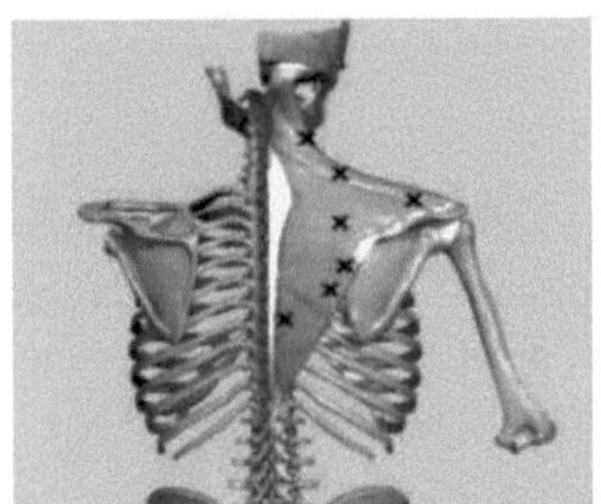 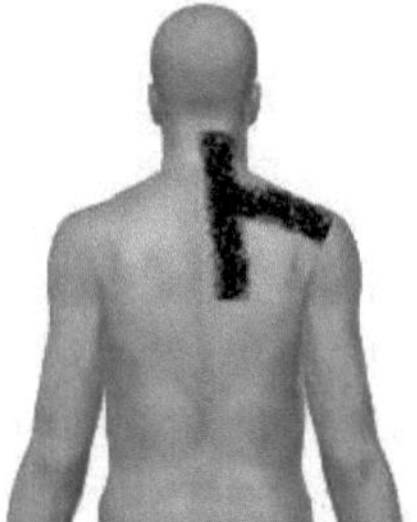 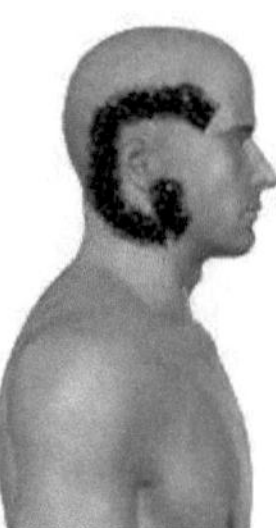

Figura 39. PGMs marcados com cruzes pretas (primeira figura) e dor referida (segunda e terceira figuras) do músculo trapézio.

Um ponto de gatilho miofascial (MTP) está localizado no ângulo formado pelo trapézio, na base da coluna cervical, e outro na direção do ombro, na espinha da omoplata. Também é possível encontrar mais pontos na região medial da borda medial da escápula. É necessário diferenciá-los de outros músculos presentes na zona, como o ileocostal ou os rombóides.

- Sintomas:
  - O trapézio é um dos músculos que contribuem para a cefaleia de tensão. A presença de vários TMP pode gerar dor em diferentes áreas. A dor irradiada afecta principalmente a nuca, atrás da orelha,

a testa e, por vezes, o ângulo da mandíbula. Outros pontos de gatilho irradiam a dor para a parte de trás do ombro, sobre a espinha da omoplata, bem como para a base da cabeça, a nuca, a região dorsal das costas e o terço distal da espinha da omoplata. Os PGM junto aos processos espinhosos provocam dores mais localizadas e outros na borda medial da omoplata.

- Os doentes referem frequentemente uma mobilidade limitada da coluna cervical, acompanhada de rigidez no pescoço. Alguns também sentem desconforto devido ao peso de casacos, sacos ou mochilas, que podem causar dor nos ombros e na omoplata. Nalguns casos, os doentes descrevem um calafrio ou arrepios no braço ao longo da face lateral do braço, ligados aos PGM do trapézio.

- Causas possíveis:
  - Entorse cervical ou "whiplash".
  - Postura corporal alterada com ombros levantados.
  - Movimentos repetitivos ou posturas mantidas com os braços levantados acima da cabeça.
  - Compressão causada por vestuário pesado, casacos, sacos ou mochilas.
  - Posturas prolongadas com a cabeça em flexão ou extensão.
- Diagnóstico diferencial:
  - Enxaquecas.
  - Nevralgia.
  - Disfunção articular.
  - Espondilite anquilosante, devido a rigidez e limitação cervicais.
  - Artrose.
- Envolvimento de outros músculos que podem causar dor referida semelhante: escalenos, esternocleidomastóideo, digástrico, esplénio, longissimus capitis, semiespinal, suboccipital, angular da escápula, supraespinal, infraespinal, romboide, redondo maior, serrátil posterior superior, multífido, coifa dos rotadores, iliocostalis dorsi, temporalis, occipitofrontalis, deltoide.

4.3.2. Angular da omoplata.

- Origem: Processos transversos das vértebras C1 a C4.

- Inserção: Ângulo superior da omoplata, entre o ângulo superior e a coluna vertebral da omoplata.
- Acções:
  - Se o ponto fixo for a omoplata:
    - Bilateralmente: Efectua a extensão do pescoço.
    - Unilateralmente: Efectua a inclinação homolateral e a rotação homolateral do pescoço.
  - Se o ponto fixo for a vértebra cervical: elevar a escápula e fazer uma depressão da cavidade glenoide.
- Dor referida e PGM:
  - Um está localizado no meio do ventre muscular.
  - Outro está localizado perto da espinha da omoplata, na sua zona medial.

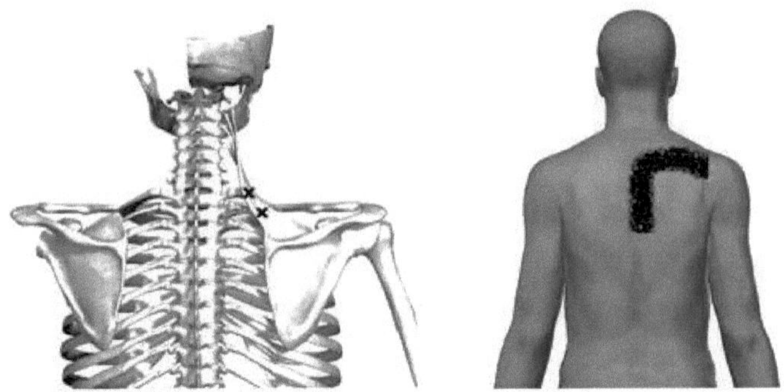

Figura 40. PGMs marcados com cruzes pretas (primeira figura) e dor referida (segunda figura) do músculo angular da omoplata.

- Sintomas:
  - Dor referida ao pescoço, bordo interno da omoplata e zona posterior do ombro.
  - Rigidez e dificuldade em movimentar o pescoço, especialmente em rotação, uma vez que será limitado em ambos os lados devido à dor ao contrair e esticar o músculo.
- Causas possíveis:
  - Posturas que impliquem a elevação da omoplata, como segurar o telemóvel entre o ombro e a orelha ou utilizar bengalas e muletas.
  - Ansiedade e stress.
  - Frio direto sobre a zona.
  - Manter a pressão, como carregar mochilas ou sacos.

- Má postura ao dormir, por exemplo, utilizar uma almofada demasiado baixa quando se dorme de lado.

- Diagnóstico diferencial:
  - Disfunção articular ou escápula alada.
  - Aprisionamento neurológico.
  - Espondilite anquilosante (devido à rigidez).
  - Artrose.
- Alteração de outros músculos com dor referida semelhante: escalenos, esplénio, trapézio, supra-espinhoso, infra-espinhoso, romboide, serrátil posterior superior, multífido, coifa dos rotadores, deltoide, tríceps braquial.

4.3.3. Romboides (maior e menor).

- Major:
  - Origem: Processos espinhosos das vértebras T2 a T5 e ligamento supra-espinhoso.
  - Inserção: Borda interna da escápula.
- Menor:
  - Origem: processos espinhosos das vértebras C7 e T1 e ligamento cervical posterior comum.
  - Inserção: Borda interna da escápula.
- Acções: Ambos os músculos aproximam as escápulas. Como as fibras são oblíquas, também provocam uma inclinação interna da escápula, deslocando a glenoide para baixo.
- Dor referida e PGM:

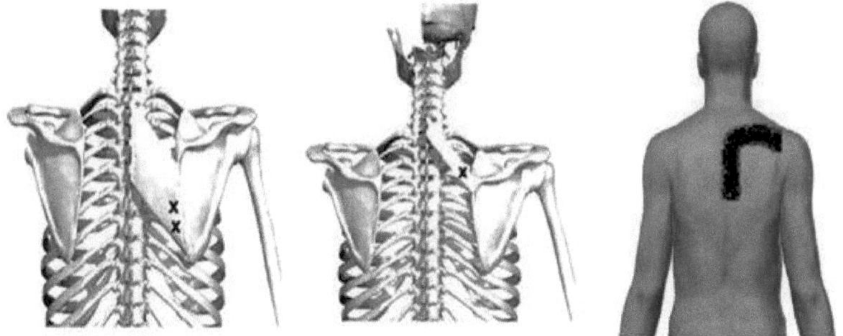

Figura 41. PGMs do músculo romboide maior (primeira figura) marcado com cruzes pretas e romboide menor (segunda figura) e dor referida (terceira figura).

- Sintomas: A dor referida está localizada no bordo interno da omoplata. Alguns doentes referem um estalido ou crepitação quando movem o braço.
- Causas possíveis:
  - Manter posturas de flexão e abdução do braço (por exemplo, ao pintar uma parede).
  - Posturas prolongadas com os ombros em rotação interna (por exemplo, ao estudar, costurar, etc.).
  - Escoliose.
  - Cirurgias torácicas.
- Diagnóstico diferencial: Disfunção da articulação entre a omoplata e o ombro.
- Afetação de outros músculos com dor referida semelhante: escalenos, trapézio, elevador da escápula, infra-espinhoso, serrátil posterior superior, multífido, coifa dos rotadores, iliocostalis dorsi.

4.3.4. Peitoral menor.

- Origem: Costelas 3 a 5, junto às cartilagens costais, com uma parte na aponeurose e nos músculos intercostais.
- Inserção: processo coracoide da omoplata, estendendo-se também ao bordo medial e à superfície superior da omoplata.
- Acções:
  - Se as costelas forem o ponto fixo, efetuar uma antepulsão do ombro (baixando-o também), puxando o processo coracoide para baixo e rodando a omoplata, separando o ângulo inferior e afastando-o das costelas.
  - Se o processo coracoide for o ponto fixo, actua como um músculo inspiratório durante a respiração forçada.
- Dor referida e PGM:

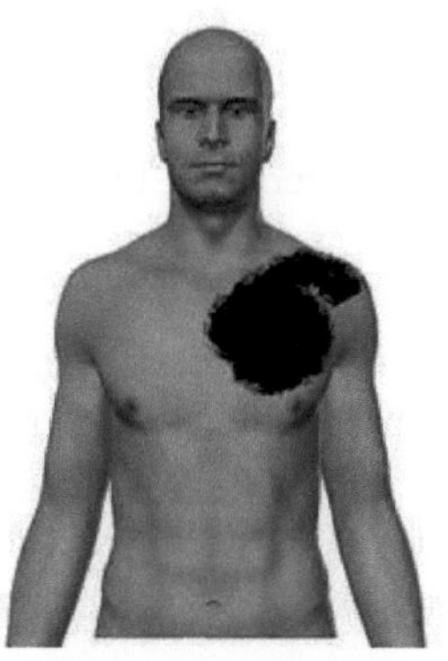 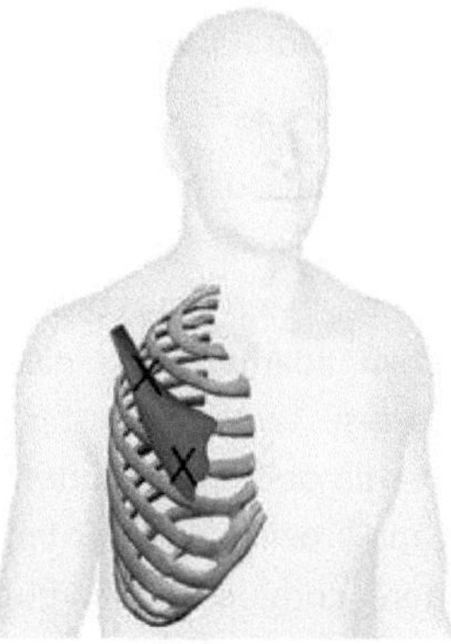

Figura 42. Dor referida representada a preto (primeira figura) e PGM representado com cruzes pretas (segunda figura) do músculo peitoral menor.

- Sintomas:
  - Dor referida no ombro, no peito (zona precordial) e na parte interna do braço. Também pode haver dor referida na região mamária (telalgia).
  - Existe a possibilidade de compressão do plexo braquial ou mesmo de estruturas vasculares, o que pode causar restrição ou dificuldade nos movimentos do braço.
- Causas possíveis:
  - Whiplash (chicotada).
  - Problemas no sistema respiratório.
  - Trauma direto na zona.
  - Compressões na zona (como as causadas por uma mochila ou correias).
- Diagnóstico diferencial:
  - Síndrome do desfiladeiro torácico.
  - Tendinopatia do bíceps (muitos doentes são incorretamente diagnosticados com esta doença).
  - Problemas vasculares.
- Afeção de outros músculos com dor referida semelhante: escalenos, subescapular, peitoral maior, infra-espinhoso, serrátil anterior, diafragma, serrátil posterior superior, latissimus dorsi, coracobraquial, deltoide, bíceps braquial, extensor comum dos dedos, tríceps braquial, flexor comum dos dedos, pronador quadrado, abdutor do dedo mínimo, braquial anterior.

4.3.5. Peitoral maior

- Origem:
  - Porção clavicular: origina-se do terço médio da borda anterior da clavícula.
  - Porção esternal: Localiza-se na parte anterior do esterno, aproximadamente ao nível da sexta e sétima cartilagens costais. Insere-se também nestas cartilagens costais e na aponeurose do músculo oblíquo do abdómen.
- Inserção: O peitoral maior insere-se no lábio externo do sulco bicipital do úmero, com um tendão que se divide em duas partes: uma profunda e outra mais superficial.
- Acções:
  - Efectua a adução e a rotação interna da articulação gleno-umeral, tendo o esterno como ponto fixo.
  - Com os braços fixos, os dois peitorais actuam como músculos inspiratórios durante a respiração forçada.
  - A porção clavicular também participa da flexão da articulação glenoumeral, enquanto a porção esternal realiza a extensão da articulação glenoumeral e, durante a ação de escalada, traciona o tronco para frente e para cima.
- Dor referida e PGM:

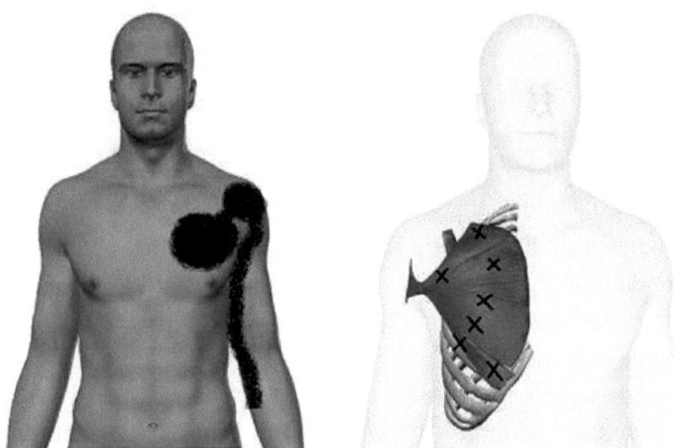

Figura 43. Dor referida representada a preto (primeira figura) e PGM representado com cruzes pretas (segunda figura) do músculo peitoral maior.

- Sintomas:

- Embora o peitoral menor tenda a ser mais clínico, os pontos-gatilho no peitoral maior podem causar dor referida da porção clavicular em direção ao ombro, enquanto a porção esternal pode causar dor referida no tórax, região precordial e até na região medial do antebraço e nos três últimos dedos, podendo ser confundida com dor de infarto do miocárdio. Os pontos mais laterais podem provocar dor na região do mamilo, causando hipersensibilidade.
- Estes pontos de gatilho também restringem a abdução e a extensão da articulação glenoumeral e podem afetar músculos vizinhos, como o esternocleidomastóideo, devido à sua inserção na clavícula.

- Causas possíveis:
  - Sobrecargas (frequentes nas actividades de ginásio).
  - Postura prolongada com os ombros em rotação interna (como quando se estuda com os cotovelos em repouso).
  - Ansiedade, pois o peitoral maior é um músculo acessório da respiração.
  - Após um ataque cardíaco, devido a dores nas zonas do músculo que podem ativar pontos de gatilho.
- Diagnóstico diferencial:
  - Enfarte do miocárdio.
  - Tendinopatia do bíceps braquial, devido a dor na zona do tendão bicipital da porção clavicular.
  - Radiculopatia C7-C8 ou síndroma do plexo braquial.
  - Problemas respiratórios na região torácica.
  - Síndroma de Tietze.
  - Epitroclealgia.
- Afeção de outros músculos com dor referida semelhante: Deltoide, escalenos, subescapular, subclávio, peitoral menor, serrátil anterior, diafragma, infra-espinhoso, serrátil superior posterior, latissimus dorsi, bíceps braquial, tríceps braquial, flexor comum dos dedos, pronador quadrado, abdutor do dedo mínimo, coracobraquial, extensor comum dos dedos.

4.3.6. Deltoide

- Origem:
  - Fibras anteriores: Borda anterior da porção lateral da clavícula.
  - Fibras médias: Acrómio da omoplata.

- Fibras posteriores: Coluna vertebral da omoplata.

- Inserção: As três porções do músculo deltoide inserem-se na tuberosidade deltoide do úmero.
- Acções:
  - O deltoide realiza principalmente a abdução do ombro, sendo as fibras mediais as mais activas neste movimento.
  - As fibras anteriores e posteriores estabilizam a cabeça do úmero durante a abdução.
  - As fibras anteriores também contribuem para a flexão e rotação interna do ombro, enquanto as fibras posteriores são responsáveis pela extensão e rotação externa.
  - Se o ombro estiver a 90° de abdução, as fibras anteriores actuam como adutores anteriormente e as fibras posteriores actuam como adutores posteriormente.
- Dor referida e PGM:

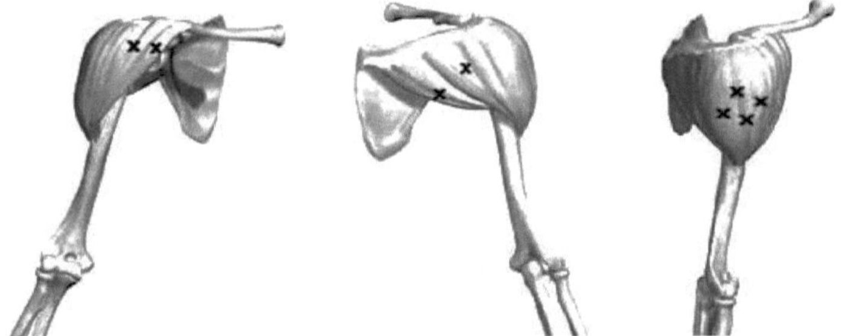

Figura 44. PGM representado com cruzes pretas das fibras anteriores (primeira figura), fibras posteriores (segunda figura), e fibras mediais (terceira figura) do músculo deltoide.

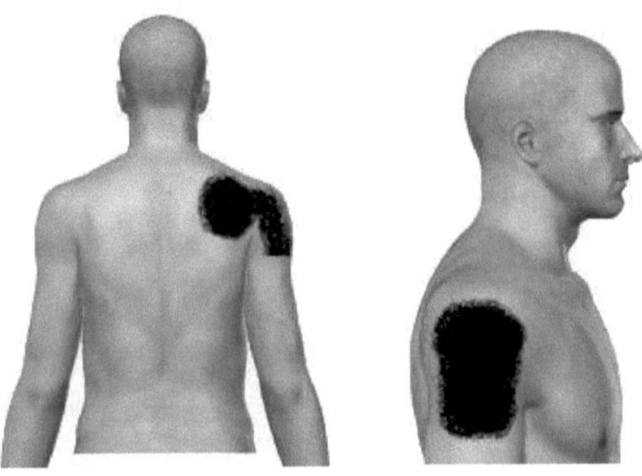

Figura 45. Dor referida, representada a preto, no músculo deltoide.

- Sintomas:
  - A dor referida localiza-se normalmente na parte lateral e posterior do ombro, podendo por vezes irradiar para a zona anterior. Também pode ocorrer no braço, embora normalmente não atinja o cotovelo, concentrando-se no ventre muscular. Em alguns casos, pode haver dor em repouso.
  - Existe uma limitação acentuada da mobilidade do ombro e a dor aumenta com o movimento. Os doentes podem referir dificuldade em abduzir o ombro ou em realizar tarefas quotidianas, como pôr um garfo na boca.
- Causas possíveis:
  - Área traseira:
    - Injecções intramusculares.
    - Exercício excessivo, como esquiar.
    - Trauma direto.
  - Zona intermédia:
    - Movimentos repetitivos em abdução.
    - Posturas realizadas com o ombro em adução.
    - Trauma direto.
  - Área anterior:
    - Trauma direto.
    - Agarrar-se a algo para evitar uma queda.
    - Movimentos repetitivos com os braços acima do nível dos ombros (como pintar uma parede).

- Diagnóstico diferencial:
  - Radiculopatia das raízes nervosas C5-C6, C6-C7.
  - Bursite subacromial ou subdeltoideia.
  - Artrite.
- Disfunção articular: envolvimento de outros músculos com dor referida semelhante: subescapular, peitorais, diafragma, trapézio, elevador da escápula, supra-espinhoso, infra-espinhoso, redondo, serrátil posterior, latíssimo do dorso, iliocostal do dorso, braquial anterior, coracobraquial, bicípite braquial, tricípite braquial.

4.3.7. Supra-espinhoso.

- Origem: Fossa supra-espinhosa da escápula.

- Inserção: cartilagem superior da tróclea do úmero.
- Acções:
  - Juntamente com os restantes músculos da coifa dos rotadores, mantém a cabeça do úmero na fossa glenoide.
  - Realizar a abdução do ombro nos primeiros graus (aproximadamente os primeiros 15°).
- Dor referida e PGM:

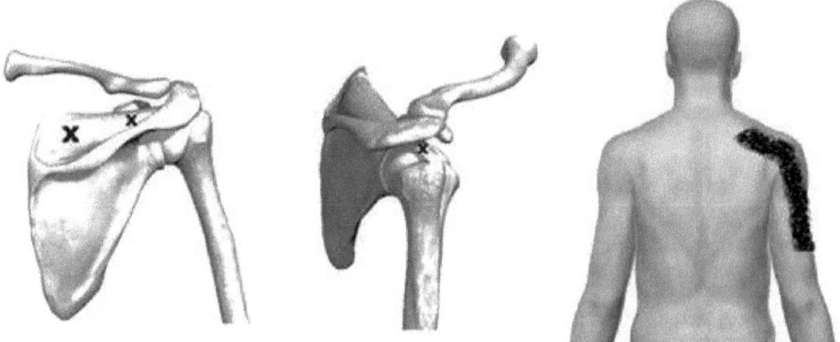

Figura 46. PGM representado com cruzes pretas (primeira e segunda figuras) e dor referida representada a preto (terceira figura) do supra-espinhoso.

- Sintomas:
  - Dor referida na face lateral do braço e do ombro, por vezes atingindo o epicôndilo.
  - Dor à noite e em repouso.
  - Dificuldade em levantar o braço acima do ombro (afectando actividades como alcançar objectos, pentear o cabelo ou escovar os dentes).
  - Limitação da abdução do ombro.
- Causas possíveis:
  - Trabalho repetitivo ou posturas prolongadas com os braços acima do ombro (por exemplo, ao efetuar flexões com barra).
  - Carregar peso com os braços em ligeira abdução do ombro (como quando se carregam sacos de compras com os braços ligeiramente afastados).
  - Diagnóstico diferencial
  - Bursite deltoide ou subacromial.
  - Radiculopatia de C5-C6.
  - Capsulite.

- Tendinopatia da musculatura do ombro.
- Epicondilalgia.

- Dor referida devido a alteração de outros músculos, tais como: Escalenos, subclávio, trapézio, angular da escápula, redondo maior, serrátil posterior superior, tríceps braquial, deltoide, anconeus, braquiorradial e extensor comum dos dedos.

4.3.8. Infra-espinhoso.

- Origem: fossa infra-espinhosa da omoplata.
- Inserção: Cartilagem medial da tróclea do úmero.
- Acções:
  - Juntamente com os restantes músculos da coifa dos rotadores, ajuda a manter a cabeça do úmero na cavidade glenoide.
  - Efectua a rotação externa do ombro.
- Dor referida e PGM:

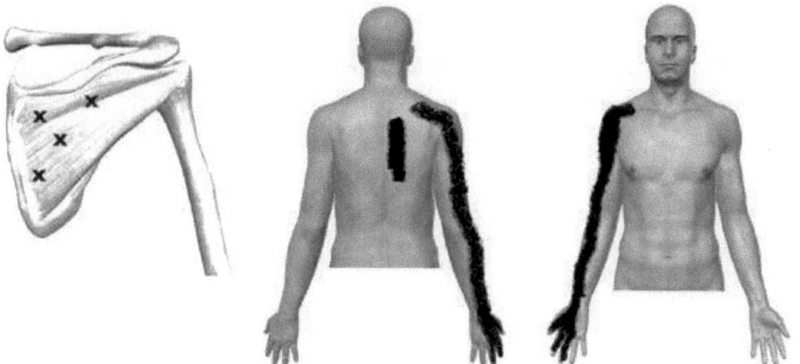

Figura 47. PGM representado com cruzes pretas (primeira figura) e dor referida representada a preto (segunda e terceira figuras) do infra-espinhoso.

- Sintomas:
  - Dor referida na face anterior do ombro, estendendo-se para o ventre muscular do bicípite braquial e, por vezes, para o antebraço e os três primeiros dedos.
  - Pontos-gatilho mais proximais podem gerar dor na borda medial da escápula.
  - Dor nocturna e desconforto ao tentar dobrar o ombro sobre a cabeça ou ao movê-lo para trás (dificuldade referida pelas mulheres ao apertar o sutiã).

- Causas possíveis:
    - Posturas realizadas com o braço levantado ou em extensão.
    - Traumatismo direto com o ombro em rotação interna (por exemplo, cair e agarrar-se a um corrimão ou apoiar-se nos esquis para evitar uma queda).
- Diagnóstico diferencial:
    - Tendinopatia do bíceps braquial.
    - Ombro congelado.
    - Radiculopatia de C5-C6.
    - Artrite.
- Dor referida devido a alteração de outros músculos, tais como: Escalenos, subescapular, subclávio, subclávio, peitorais, diafragma, trapézio, angular da escápula, romboide, latíssimo do dorso, multífido, manguito rotador, iliocostal do dorso, braquial anterior, bíceps braquial, coracobraquial, deltoide e extensor do índex.

4.3.9. Ronda menor.

- Origem: Borda lateral da escápula (superfície dorsal).
- Inserção: Tróclea do úmero, diáfise do úmero e cápsula da articulação glenoide.
- Acções: Colabora com os músculos da coifa dos rotadores para manter a cabeça do úmero na cavidade glenoide. Facilita a rotação externa do ombro e uma ligeira adução do ombro.
- Dor referida e PGM:

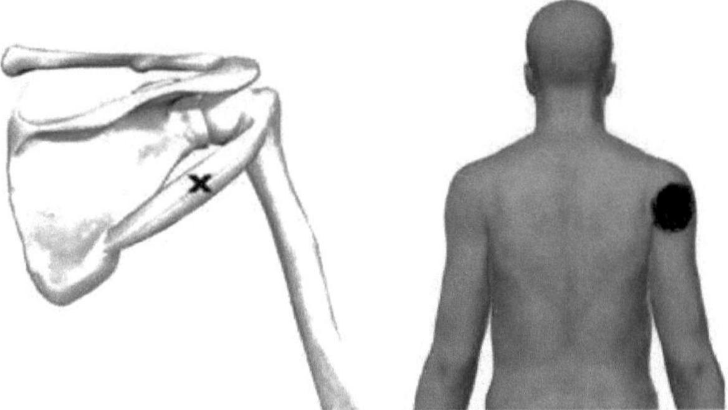

Figura 48. PGM representado com cruzes pretas (primeira figura) e dor referida representada a preto (segunda figura) do músculo redondo menor.

- Sintomas: Dor irradiada na parte lateral do braço, perto do deltoide e por baixo da cabeça do úmero, sob a forma de um punho. Embora não restrinja os movimentos, a dor aumenta quando se tenta levantar ou levar o braço para trás.
- Causas possíveis:
  - Traumatismo direto com o ombro em rotação interna (por exemplo, cair e agarrar-se a um corrimão, ou esquiar com um forte apoio de esqui).
  - Acidentes de viação enquanto segura o volante.
  - Posturas realizadas com o braço levantado ou estendido para trás (como no voleibol).

- Diagnóstico diferencial:
  - Bursite do deltoide.
  - Disfunção articular.
  - Outras afecções musculares com dores semelhantes: Deltoide.

4.3.10. Rodada maior.

- Origem: Face dorsal do ângulo inferior da omoplata.
- Inserção: Lábio inferior da lâmina bicipital do úmero.
- Acções: Facilita a extensão do ombro a partir de uma posição fletida, a adução e a rotação interna.
- Dor referida e PGM:

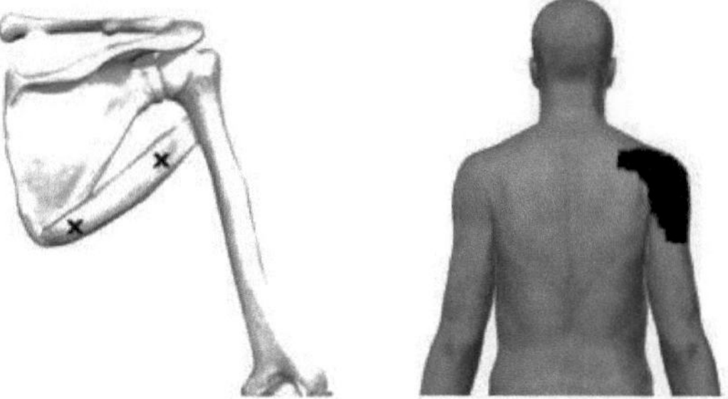

Figura 49. PGM representado com cruzes pretas (primeira figura) e dor referida representada a preto (segunda figura) do músculo redondo maior.

- Sintomas: Dor profunda na zona posterior do ombro, perto do deltoide. Os doentes podem sentir hiperalgesia, com dor que aumenta com estímulos mínimos e pode ser persistente em repouso. A dor intensifica-se quando o braço é levantado acima da cabeça.

- Causas possíveis:
  - Actividades ou posturas que resistem à rotação interna do ombro.
  - Posturas ou actividades mantidas com o braço levantado acima do nível do ombro.
- Diagnóstico diferencial:
  - Bursite subacromial ou deltoide.
  - Síndrome do plexo braquial ou síndrome do desfiladeiro torácico.
  - Calcificações no tendão supra-espinhoso.
  - Radiculopatia de C5-C6 ou C6-C7.
- Outras afecções musculares com dor semelhante: trapézio, escápula angular, supra-espinhoso, serrátil posterior superior, iliocostal dorsal, tríceps braquial, deltoide.

4.3.11. Subescapular.

- Origem: Fossa escapular. Também na fáscia que separa este músculo do redondo maior e da porção longa do tríceps braquial.
- Inserção: Tróclea do úmero e parte anterior da cápsula articular gleno-umeral.
- Acções:
  - Rotação interna do ombro.
  - Contribui para a estabilização da articulação gleno-umeral, mantendo a cabeça do úmero na cavidade glenoide.
- Dor referida e PGM:

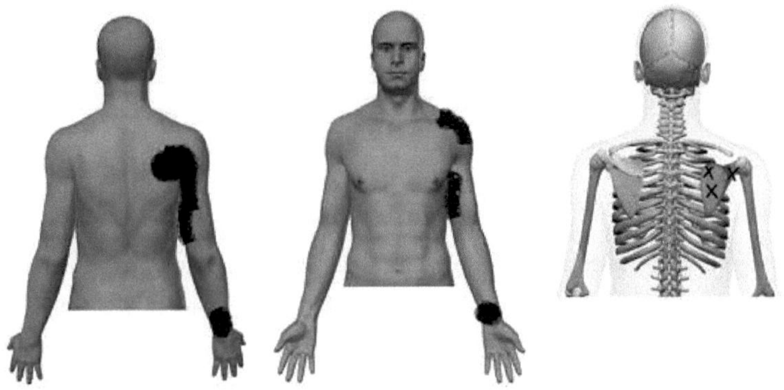

Figura 50: Dor referida representada a preto (primeira e segunda figuras) e PGM representado com cruzes pretas (última figura) do músculo subescapular.

- Sintomas:
  - Dor irradiada no ombro, na parte interna do braço, no pulso (dorsal e ventral) e, por vezes, no cotovelo. O doente pode também apresentar alodinia e hiperalgesia. Há dor à flexão do ombro até 90° e uma limitação marcada da abdução. A dor aumenta durante a abdução combinada com a rotação externa.
  - Sensação de ombro congelado devido à restrição de movimentos; estes doentes sentem dor tanto em repouso como durante o movimento, especialmente quando alcançam objectos acima da cabeça.
- Causas possíveis:
  - Posturas mantidas em rotação interna do ombro (como quando se usa uma funda).
  - Esforços de rotação interna do ombro (como o nado estilo crawl).
  - Quedas em que o braço é utilizado para amortecer o impacto.
  - Após deslocação ou fratura.
- Diagnóstico diferencial:
  - Ombro em pacientes com hemiplegia.
  - Ombro com limitação de movimentos devido a aderências.
  - Síndromes neurológicas, como as síndromes do plexo braquial ou do desfiladeiro torácico.
  - Problemas no pulso.
- Afetação de outros músculos com dor referida semelhante: Peitorais, serrátil anterior, diafragma, grande dorsal, infra-espinhoso, braquial anterior, extensor comum dos dedos, extensor ulnar dos dedos, extensor ulnar dos dedos, extensor radial do carpo, coracobraquial, bíceps braquial, pronador quadrado.

4.3.12. Subclávia.

- Origem: Primeira costela e sua junção costocondral.
- Inserção: Ranhura do terço médio da clavícula, na sua face interna.
- Acções: Puxa a clavícula para baixo e para a frente (ajuda a estabilizá-la durante os movimentos do ombro). Contribui igualmente para a depressão do ombro.
- Dor referida e PGM:

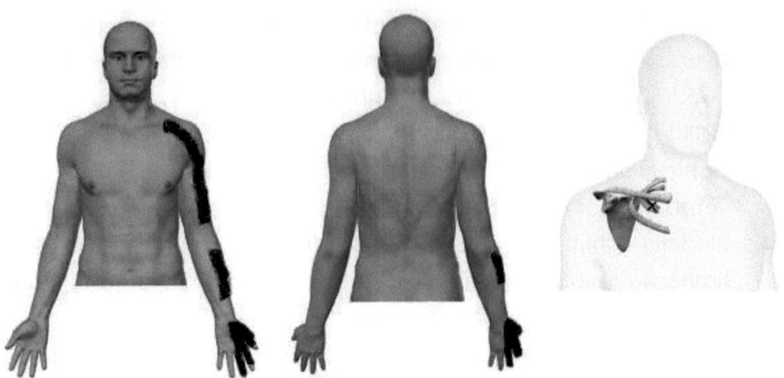

Figura 51. Dor referida representada a preto (primeira e segunda figura) e PGM representado com cruzes pretas (última figura) do músculo subclávio.

- Sintomas: Dor referida na região peitoral, sob a clavícula, no braço (sobretudo na zona do bicípite braquial), na parte lateral do antebraço e até nos três primeiros dedos da mão. Ocasionalmente, pode apresentar-se como uma síndrome vascular.
- Causas possíveis:
  - Fracturas e luxações da clavícula.
  - Movimentos repetitivos dos ombros.
  - Posturas prolongadas com o ombro em depressão.
- Diagnóstico diferencial:
  - Enfarte do miocárdio (devido a dores irradiadas no peito e nos braços).
  - Epicondilalgia.
  - Neuralgia do plexo braquial.
- Afeção de outros músculos com dor referida semelhante: escalenos, peitoral maior, supra-espinhoso, infra-espinhoso, pronador redondo, bíceps braquial, braquiorradial, extensor dos dedos, supinador.

4.3.13. Bíceps braquial.

- Origem: O fascículo curto origina-se do processo coracoide da escápula, enquanto o fascículo longo origina-se da cápsula articular glenoumeral e do tubérculo supraglenoidal da escápula.
- Inserção: Insere-se na tuberosidade do rádio e na fáscia do antebraço através da aponeurose bicipital.
- Acções: O bíceps braquial participa na flexão do cotovelo e é um poderoso supinador do antebraço. A porção longa contribui para a

estabilização da cabeça do úmero na fossa glenoide e também auxilia na flexão do ombro.

- Dor referida e PGM:

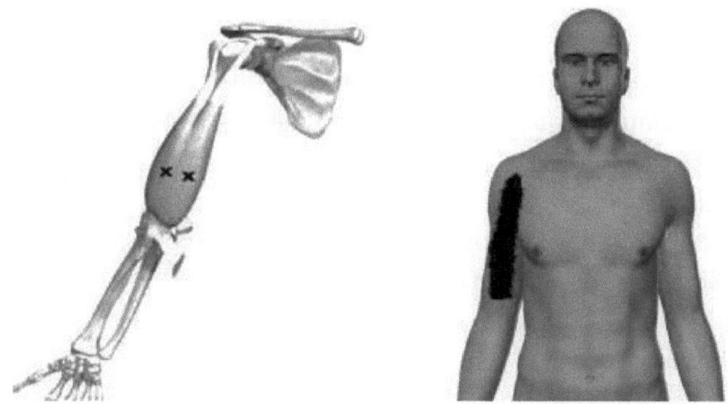

Figura 52. PGM representado com cruzes pretas (primeira figura) e dor referida representada a preto (segunda figura) do músculo biceps brachii.

- Sintomas: A dor localiza-se na parte anterior do ombro, sendo uma dor superficial que se estende ao longo da parte ventral do braço e até à zona flexora do cotovelo. O movimento é limitado devido à dor, especialmente à palpação das inserções tendinosas, tanto distalmente como proximalmente. A dor geralmente não ocorre durante a noite.
- Causas possíveis:
  - Actividades repetitivas como o levantamento de pesos no ginásio ou a utilização contínua de ferramentas que envolvam movimentos prono-supinos.
  - Síndrome do impacto subacromial.
  - Imobilização prolongada do braço (por exemplo, quando usado numa funda).
  - Sobrecargas agudas, como o levantamento súbito de pesos.
- Diagnóstico diferencial:
  - Bursite subdeltóidea ou subacromial.
  - Artrite ou osteoartrite.
  - Radiculopatia de C5.
  - Disfunções articulares.
  - Tendinopatia do bíceps.
- Outros distúrbios musculares com dor referida semelhante: subescapular, subclávio, peitoral, diafragma, infra-espinhoso, latissimus

dorsi, latissimus dorsi, braquial anterior, coracobraquial, deltoide e supinador curto.

4.3.14. Tríceps braquial.

- Origem:
  - Porção longa do tríceps: tuberosidade infraglenoidal da escápula.
  - Vastus internus: parte posterior do úmero, sobre o sulco radial.
  - Vasto externo: parte posterior do úmero, desde o sulco radial até quase ao cotovelo.
- Inserção: Os três fascículos unem-se num tendão comum que se insere no olécrano e na fáscia do antebraço.
- Acções: Extensão do cotovelo. A parte longa também auxilia na adução do ombro.
- Dor referida e PGM:

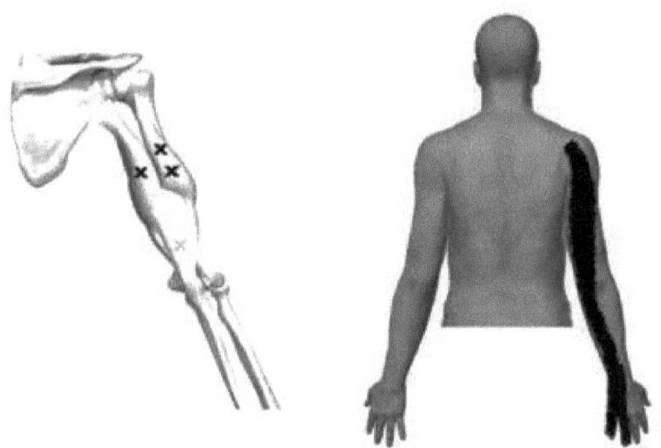

Figura 53. PGM representado com cruzes pretas (primeira figura) e dor referida representada a preto (segunda figura) do músculo triceps brachii.

- Sintomas: Dor difusa na parte posterior do braço, que se estende ao ombro, ao cotovelo (posterior e lateral, no epicôndilo) e aos dois últimos dedos. Agrava-se com actividades que exijam a extensão total do cotovelo.
- Causas possíveis:
  - Movimentos repetitivos que envolvem a extensão do cotovelo, como nos desportos (ténis, golfe).
  - Posturas mantidas com o cotovelo fletido, sobretudo sem apoio (conduzir, jogar jogos de vídeo).

- Sobrecarga ou pressão prolongada (apoiar-se mal nos apoios de braços ou utilizar muletas).

- Diagnóstico diferencial:
  - Epicondilalgia.
  - Bursite olecraniana.
  - Radiculopatia C7-C8.
  - Síndrome do desfiladeiro torácico.
  - Aprisionamento do nervo ulnar ou radial.
- Outras alterações musculares: Serrátil anterior, angular da escápula, supra-espinhoso, redondo maior, coracobraquial, anconeus, braquiorradial, entre outros.

4.3.15. Braquial anterior.

- Origem: metade distal da diáfise do úmero, na parte anterior.
- Inserção: Processo coronoide e tuberosidade da ulna.
- Acções: Flexão do cotovelo, independentemente da posição do antebraço (supinação ou pronação).
- Dor referida e PGM:

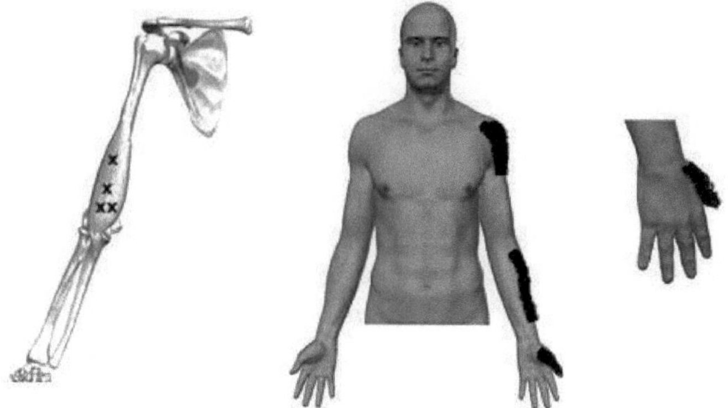

Figura 54. PGM representado com cruzes pretas (primeira figura) e dor referida representada a preto (segunda e terceira figuras) do músculo braquial anterior.

- Sintomas: Dor referida principalmente ao polegar, mas também pode ocorrer na zona anterior do ombro e ao longo da zona ventral do braço. A dor não limita a flexão ou a extensão do cotovelo.
- Causas possíveis: Acções de uso excessivo ou repetitivo que envolvam a flexão do cotovelo, como passar a ferro ou carregar sacos pesados.
- Diagnóstico diferencial:

- Síndrome de De Quervain.
- Radiculopatia C5-C6.
- Rizartrose.
- Síndrome do túnel cárpico.

- Outras perturbações musculares possíveis incluem: subescapular, peitorais, infra-espinhoso, coracobraquial, bíceps braquial, braquiorradial, entre outros.

4.3.16. Coracobraquial.

- Origem: Processo coracoide da escápula.
- Inserção: Face medial da diáfise do úmero.
- Acções: Flexão e adução do ombro.
- Dor referida e PGM:

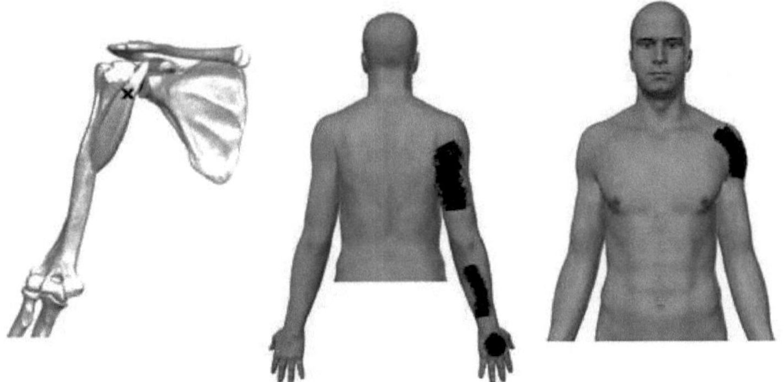

Figura 55. PGM representado com cruzes pretas (primeira figura) e dor referida representada a preto (segunda e terceira figuras) do músculo coracobraquial.

- Sintomas: Dor referida na zona anterior do ombro, com irradiação para a zona dorsal do braço e antebraço, atingindo as costas da mão. A dor não afecta o cotovelo ou o pulso, mas intensifica-se quando o braço é trazido para trás com o cotovelo dobrado.
- Causas possíveis:
    - Actividades repetitivas que impliquem a flexão e a aproximação do ombro (por exemplo, limpar vidros).
    - Posturas prolongadas com o ombro em flexão ou em adução (por exemplo, posturas incorrectas ao dormir).
- Diagnóstico diferencial:
    - Radiculopatia C5-C6, C6-C7.

- Síndrome do túnel cárpico.
- Aprisionamento do plexo braquial.
- Bursite subacromial ou subdeltoideia.
- Disfunção articular.

- Outras alterações musculares possíveis: subescapular, peitorais, diafragma, infra-espinhoso, latíssimo do dorso, braquial anterior, bíceps braquial, tríceps braquial, deltoide, entre outros.

4.4. Musculatura do antebraço e da mão.

4.4.1. Anconeo.

- Origem: Epicôndilo do úmero.
- Inserção: Olecrânio ulnar.
- Acções: Extensão do cotovelo.
- Dor referida e PGM:

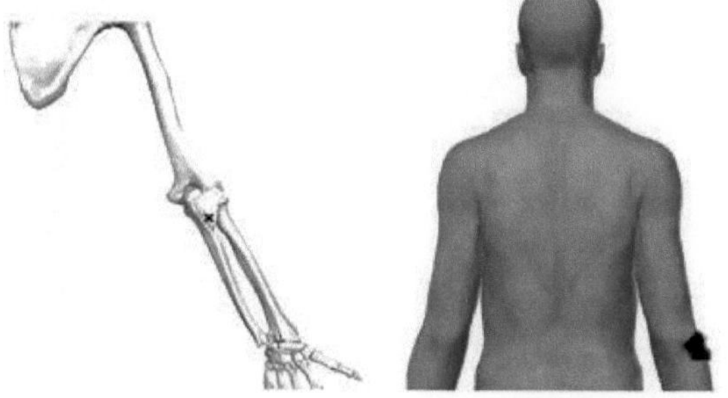

Figura 56. PGM representado com cruzes pretas (primeira figura) e dor referida representada a preto (segunda figura) do músculo anconeus.

- Sintomas: Dor referida localizada no epicôndilo do cotovelo.
- Causas possíveis:
  - Actividades repetitivas que implicam a extensão do cotovelo (como nos desportos de raquete, como o ténis ou o golfe).
  - Posturas mantidas com o cotovelo em flexão, especialmente se não estiver apoiado (por exemplo, ao conduzir, jogar jogos de vídeo, etc.).
  - Pressão prolongada ou sobrecarga (por exemplo, estar mal apoiado no apoio de braço ou usar muletas).
- Diagnóstico diferencial:
  - Epicondilalgia.
  - Bursite olecraniana.
  - Radiculopatia de C6.
  - Aprisionamento radial.

- Alteração de outros músculos com dor referida semelhante: triceps brachii, brachioradialis, extensor comum dos dedos, extensor radial longo, supra-espinhoso, supinador curto.

4.4.2. Pronador quadrado.

- Origem: Quarto distal da face anterior do cúbito.
- Inserção: Diáfise do rádio, na sua face anterior.
- Acções: Antebraço em decúbito ventral.
- Dor referida e PGM:

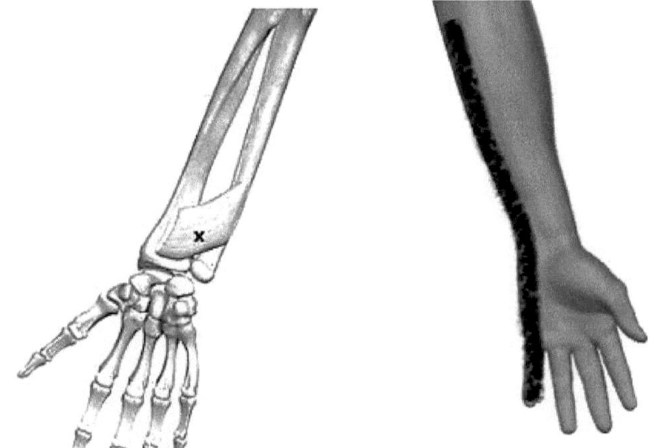

Figura 57. PGM representado com cruzes pretas (primeira figura) e dor referida representada a preto (segunda figura) do músculo pronador quadrado.

- Sintomas: Dor irradiada na parte medial do antebraço, estendendo-se à epitróclea do úmero na região proximal e à falange do quinto metacarpo na região distal. Dificuldade de supinação.
- Causas possíveis: Movimentos repetitivos de pronação e supinação do antebraço (como a utilização frequente de uma chave de fendas).
- Diagnóstico diferencial
  - Epitrochlealgia.
  - Compressão do nervo ulnar.
  - Disfunção articular.
- Alteração de outros músculos com dor irradiada semelhante: subescapular, peitorais, serrátil anterior, serrátil posterior, tríceps, flexor

ulnar do carpo, flexor comum dos dedos, interósseos, abdutor do dedo mínimo.

4.4.3. Pronador redondo.

- Origem: Epicôndilo medial do úmero e processo coronoide do cúbito.
- Inserção: Diáfise do rádio, na sua porção média e lateral.
- Acções: Inclina o antebraço e contribui para a flexão do cotovelo.
- Dor referida e PGM:

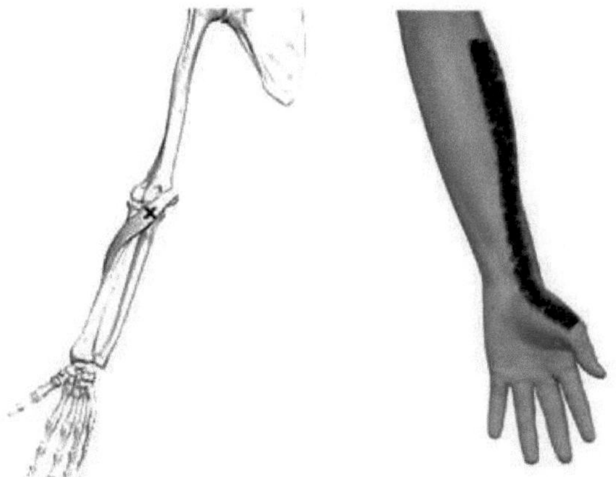

Figura 58. PGM representado com cruzes pretas (primeira figura) e dor referida representada a preto (segunda figura) do músculo pronador redondo.

- Sintomas: Dor irradiada no pulso, tanto ventral como lateral, bem como na parte lateral do antebraço. Dificuldade em supinar o antebraço e em formar uma taça com a mão, acompanhada de uma ligeira extensão do pulso.
- Causas possíveis:
  - Movimentos repetitivos de pronação e supinação do antebraço (como usar uma chave de fendas).
  - Traumatismo ou compressão direta (por exemplo, pousar um saco ou um saco de compras sobre a zona).
  - Bloqueio da cabeça radial.
- Diagnóstico diferencial:
  - Síndrome de De Quervain.
  - Síndrome do túnel cárpico.
  - Rizartrose.

- Artrite.
- Disfunção articular.

- Alteração de outros músculos com dor irradiada semelhante: escalenos, subclávia, flexor radial do carpo, adutor do polegar, oponente do polegar.

4.4.4. Palma longa.

- Origem: Epitroclea do úmero.
- Inserção:
  - Aponeurose palmar.
  - Retináculo flexor.
- Acções:
  - Flexão do pulso.
  - Aperta a aponeurose palmar.
- Dor referida e PGM:
  - Dor na palma da mão.
  - Sensação de picada e/ou comichão na palma da mão.
  - Dificuldade em trabalhar com ferramentas devido à sensibilidade da palma da mão.

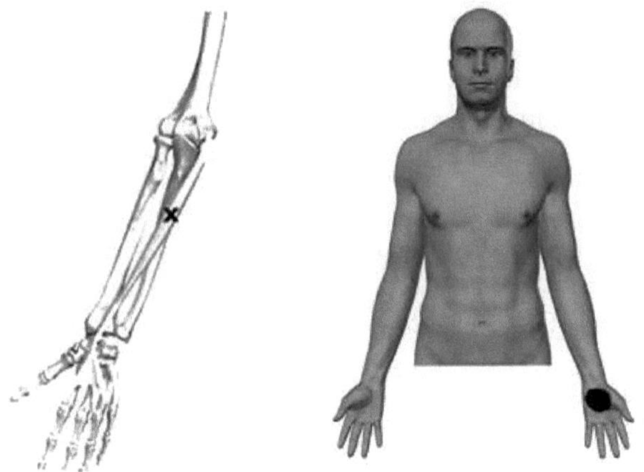

Figura 59. PGM representado com cruzes pretas (primeira figura) e dor referida representada a preto (segunda figura) do músculo palmaris longus.

- Sintomas:
  - Dor na palma da mão.
  - Sensação de picada ou comichão na palma da mão.

- Dificuldade em realizar actividades que impliquem agarrar e apoiar ferramentas.

- Causas possíveis:
  - Quedas com apoio da mão em extensão.
  - Actividades que implicam a utilização de ferramentas que exercem pressão sobre a palma da mão (jardineiro, mecânico, ténis, etc.).
  - Síndrome de Dupuytren.
- Diagnóstico diferencial:
  - Síndrome de Dupuytren.
  - Síndrome do túnel cárpico.
  - Distrofia Simpática Reflexa ou Síndrome de Sudeck.
  - Dores de origem neurológica (C7-C8).
- Alteração de outras musculaturas com dor referida semelhante:
  - Flexor comum dos dedos
  - Interósseo

4.4.5. Flexor ulnaris.

- Origem:
  - Porção do úmero: Epitrochlea of the humerus.
  - Porção ulnar: Olecrânio do cúbito e o seu bordo posterior.
- Inserção:
  - Osso pisiforme.
  - Osso em gancho.
  - 5º metacarpo.
- Acções:
  - Flexão do pulso.
  - Inclinação ulnar do pulso.
  - Ajuda na flexão do cotovelo.
- Dor referida e PGM:
  - Provocam dores na parte ventral do pulso.
  - Dor na eminência hipotenar.

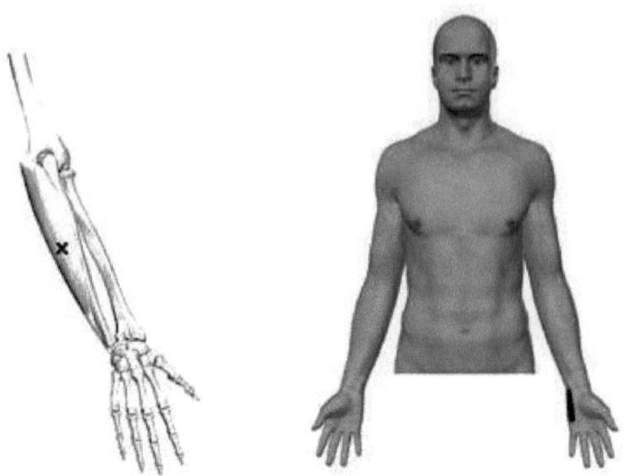

PGM representado com cruzes pretas (primeira figura) e dor referida representada a preto (segunda figura) do músculo flexor ulnar.

- Sintomas:
  - Dor referida na parte ventral do pulso.
  - Dor na eminência hipotenar.
- Causas possíveis:
  - Actividades que impliquem uma forte preensão da mão (como conduzir durante longos períodos de tempo).
  - Movimentos repetitivos de flexão e extensão do pulso.
  - Trauma direto.
- Diagnóstico diferencial: compressão do nervo ulnar, disfunção articular, síndrome do túnel cárpico, osteoartrite, artrose.
- Alteração de outros músculos com dor referida semelhante: flexor radial do carpo e pronador quadrado.

4.4.6. Flexor radial do carpo.

- Origem: Epicôndilo medial do úmero.
- Inserção: Base do segundo e terceiro metacarpos.
- Acções: Flexão e desvio radial do pulso. Contribui para a flexão do cotovelo e a pronação do antebraço.
- Dor referida e PGM:

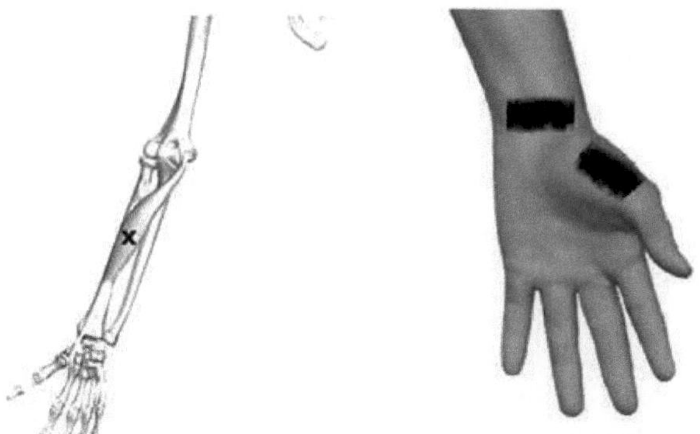

Figura 61. PGM representado com cruzes pretas (primeira figura) e dor referida representada a preto (segunda figura) flexor radial do carpo.

- Sintomas: Dor irradiada na região da eminência tenar e na parte ventral do punho.
- Causas possíveis:
  - Actividades que impliquem uma grande pressão sobre as mãos (como conduzir durante períodos prolongados).
  - Movimentos repetitivos de flexão e extensão do pulso.
  - Trauma direto.
- Diagnóstico diferencial:
  - Disfunção articular.
  - Síndrome do túnel cárpico.
  - Artrite.
  - Artrose.
- Alteração de outros músculos com dor irradiada semelhante: braquial anterior, braquiorradial, flexor ulnar, pronador redondo, adutor do polegar, polegar oposto.

4.4.7. Flexor comum superficial e profundo dos dedos.

- Superficial:
  - Origem:
    - Fascículo ulnar: epicôndilo medial do úmero, processo coronoide do cúbito.
    - Fascículo radial: parte anterior da diáfise do rádio, na linha oblíqua.
  - Inserção: Nas faces laterais das falanges médias do 2º ao 5º dedos.
- Profundo:

- Origem: Três quartos superiores da diáfise da ulna e do processo coronoide.
- Inserção: superfície palmar das falanges distais do 2º ao 5º dedos.

- Acções:
  - Superficial: Flexiona as articulações interfalângicas proximais do 2º ao 5º dedos e auxilia na flexão das articulações metacarpofalângicas e do punho.
  - Profundo: Flexiona as articulações interfalângicas distais do 2º ao 5º dedos. Apoia também a flexão das articulações interfalângicas proximais, das articulações metacarpofalângicas e contribui para a flexão do pulso.
- Dor referida e PGM:

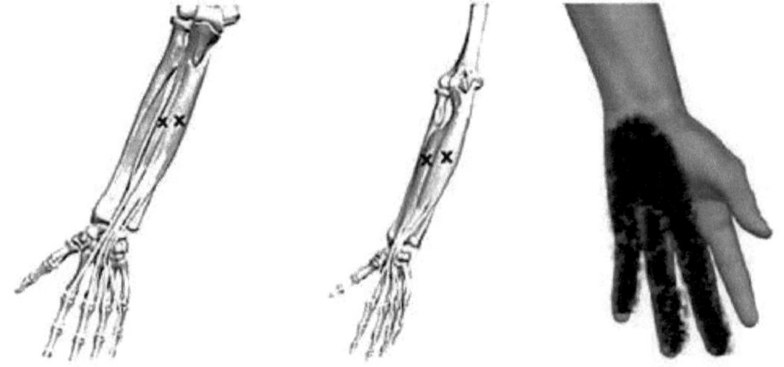

Figura 62. PGM representado com cruzes pretas (primeira e segunda figura) e dor referida representada a preto (terceira figura) do flexor comum superficial e profundo dos dedos.

- Sintomas: Dor irradiada na palma da mão e nas falanges do 3º ao 5º dedos. Dificuldade em utilizar ferramentas e tesouras.
- Causas possíveis:
  - Actividades repetitivas que envolvem a força das mãos (por exemplo, manusear ferramentas, jogar golfe, etc.).
  - Movimentos repetitivos dos dedos (como tocar piano ou guitarra).
  - Quedas com apoio da mão em extensão.
- Diagnóstico diferencial:
  - Síndrome do túnel cárpico.
  - Radiculopatia do nervo ulnar.
  - Artrite.
  - Artrose.

- Disfunção articular.

- Alteração de outros músculos com dor irradiada semelhante: peitorais, serrátil anterior, tríceps braquial, palmar longo, interósseo, pronador quadrado, abdutor do dedo mínimo.

4.4.8. Braquiorradialis

- Origem: Dois terços proximais da crista supracondiliana do úmero.
- Inserção: Parte lateral da diáfise do rádio, na sua porção distal, junto ao processo estiloide.
- Acções
  - Flexionar o cotovelo.
  - Participa na pronação do antebraço, ajustando-se em função da posição inicial (prona ou supina).
- Dor referida e PGM:

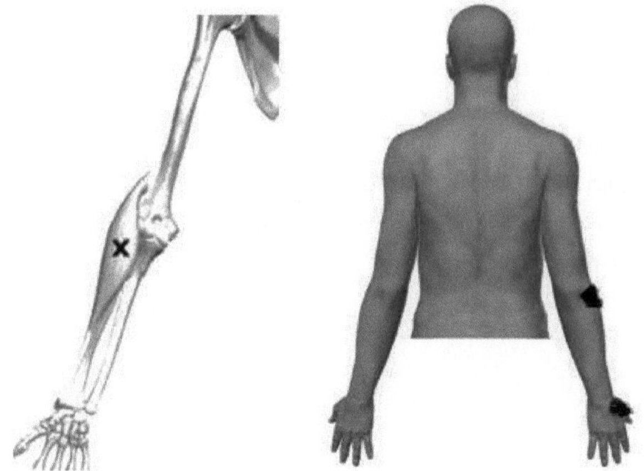

Figura 63. PGM representado com cruzes pretas (primeira figura) e dor referida representada a preto (segunda figura) do braquiorradialis.

- Sintomas
  - Dor referida no epicôndilo e na zona dorsal da eminência tenar.
  - Fraqueza de preensão, relatada pelos pacientes.
- Causas possíveis:
  - Actividades que provocam uma sobrecarga do antebraço (desportos como o ténis, o golfe, o trabalho com ferramentas).
  - Trauma direto.
  - Compressão prolongada (por exemplo, carregar um saco no antebraço).

- Diagnóstico diferencial:
    - Epicondilalgia.
    - Rizartrose ou artrite do polegar.
    - Disfunção articular do cotovelo ou do polegar.
    - Síndrome de De Quervain.
    - Radiculopatia de C6.
- Alterações de outros músculos com dor referida semelhante: escalenos, subclávia, supra-espinhoso, infra-espinhoso, braquial anterior, tríceps braquial, anconeus, extensor radial longo, extensor comum dos dedos, flexor radial do carpo, supinador curto dos dedos, adutor do polegar, oponente do polegar.

4.4.9. Extensor radial curto.

- Origem: Epicôndilo do úmero.
- Inserção: Base do terceiro metacarpo.
- Acções:
    - Extensão do pulso.
    - Desvio radial (abdução) do pulso.
- Dor referida e PGM: Geram dor referida no dorso da mão e na região próxima do epicôndilo.

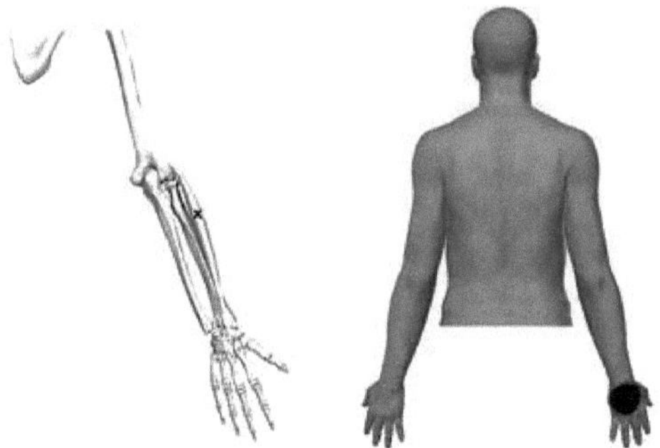

Figura 64. PGM representado com cruzes pretas (primeira figura) e dor referida representada a preto (segunda figura) do extensor radial curto do carpo.

- Sintomas:
    - Fraqueza do punho com dor.
    - Dor referida no dorso da mão.

- Causas possíveis:
  - Movimentos repetitivos que exigem força de preensão manual.
  - Postura mantida em extensão do pulso, como quando se segura o guiador de uma bicicleta.
  - Trauma direto na zona.
- Diagnóstico diferencial:
  - Disfunção articular.
  - Síndrome de De Quervain.
  - Radiculopatia C6-C7.
  - Síndrome do túnel cárpico.
  - Rizartrose.
  - Artrite.
- Músculos com dor referida semelhante:
  - Coracobraquial.
  - Extensor ulnar do carpo ulnar.
  - Extensor de índice.
  - Interósseo.

4.4.10. Extensor comum dos dedos.

- Origem: Epicôndilo do úmero.
- Inserção: Está dividido em quatro tendões que se inserem nas falanges média e proximal do 2º ao 5º dedos.
- Acções:
  - Estende as articulações metacarpofalângicas do 2º ao 5º dedos.
  - Estende as articulações interfalângicas distais e proximais do 2º ao 5º dedos.
  - Estender o pulso.
- Dor referida e PGM:

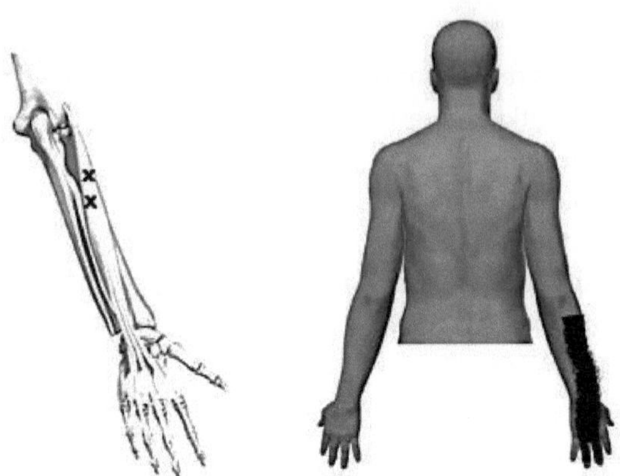

Figura 65. PGM representado com cruzes pretas (primeira figura) e dor referida representada a preto (segunda figura) do extensor comum dos dedos.

- Provocam dores na parte posterior do antebraço e no pulso.
- A dor pode irradiar para o terceiro e quarto dedos do pé.
- Alguns pontos de gatilho também causam dor na zona ventral do pulso e no epicôndilo.
- Restrição da mobilidade dos dedos e hipersensibilidade nas articulações interfalângicas.

- Sintomas:
  - Dor na parte posterior do antebraço e do pulso, que pode irradiar para o terceiro e quarto dedos.
  - Dor adicional na zona ventral do pulso e no epicôndilo em alguns casos.
  - Restrição da mobilidade dos dedos e aumento da sensibilidade das articulações interfalângicas.
- Causas possíveis:
  - Síndrome de Dupuytren.
  - Movimentos repetitivos das mãos (como tocar guitarra ou piano).
  - Actividades intensas de agarrar as mãos (por exemplo, trabalho com elástico).
- Diagnóstico diferencial:
  - Epicondilalgia.
  - Radiculopatia C6-C7, C7-C8.
  - Artrite.
  - Disfunção articular.

- Alteração de outros músculos com dor referida semelhante: Anconee, tríceps braquial, braquiorradial, extensor radial longo, supraespinhal, supinador curto, subescapular, peitorais, serrátil anterior, coracobraquial, flexor radial e interósseo.

4.4.11. Extensor ulnar.

- Origem:
  - Epicôndilo do úmero.
  - Borda posterior do cúbito.
- Inserção: Base do 5º metacarpo.
- Acções:
  - Estender o pulso.
  - Desvio ulnar do pulso.
- Dor referida e PGM:

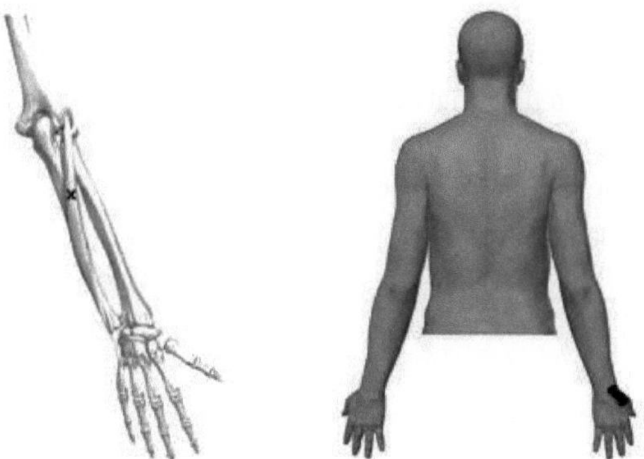

Figura 66. PGM representado com cruzes pretas (primeira figura) e dor referida representada a preto (segunda figura) do extensor ulnar.

  - Provocam dor nas costas da mão e no pulso, especialmente no lado ulnar.
  - Os doentes podem sentir limitação dos movimentos do pulso e da mão.
- Sintomas:
  - Dor referida no dorso da mão e no pulso, principalmente no lado ulnar.
  - Limitação dos movimentos do pulso e da mão.
- Causas possíveis:
  - Movimentos repetitivos com preensão da mão e desvio ulnar (como jogar golfe).

- Actividades que exigem uma forte aderência.
- Posturas mantidas em extensão e desvio ulnar (por exemplo, apoiar-se num apoio de braço).

- Diagnóstico diferencial:
  - Radiculopatia de C7-C8.
  - Disfunção da articulação do pulso.
  - Artrite.
  - Aprisionamento do nervo ulnar.
  - Alteração de outras musculaturas com dor referida semelhante:
  - Extensor radial curto
  - Coracobraquial
  - Extensor de índice
  - Interósseo

4.4.12. Supinador.

- Origem: Epicôndilo do úmero e parte posterior da diáfise ulnar.
- Inserção: Terço proximal do rádio, na tuberosidade, na linha oblíqua e na diáfise.
- Acções: Supinar o antebraço.
- Dor referida e PGM:

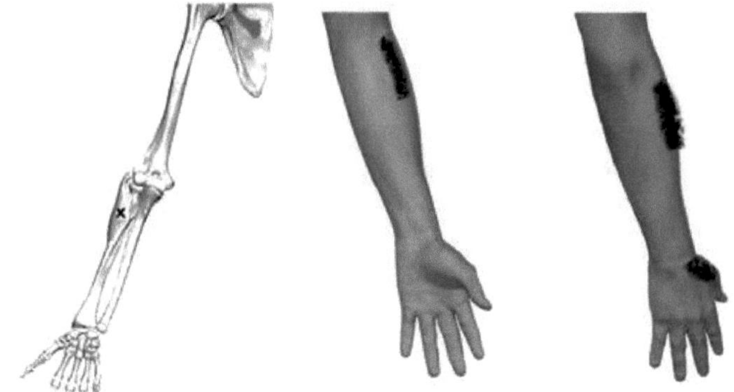

Figura 67. PGM representado com cruzes pretas (primeira figura) e dor referida representada a preto (segunda e terceira figuras) do supinador.

- Sintomas: Dor irradiada na flexão do cotovelo e no epicôndilo, estendendo-se à parte posterior do cotovelo, bem como na zona da eminência tenar e da almofada anatómica. Dificuldade em suportar o peso da mão com o cotovelo estendido, com dor mesmo em repouso.

- Causas possíveis:
    - Movimentos repetitivos de pronação e supinação do antebraço (como usar uma chave de fendas ou jogar ténis).
    - Levantamento de pesos excessivos.
    - Trauma (por exemplo, quando um cão foge e o dono segura a trela, provocando um "puxão").
- Diagnóstico diferencial:
    - Epicondilalgia.
    - Rizartrose.
    - Artrite.
    - Disfunção articular.
    - Radiculopatia de C6.
    - Síndrome de De Quervain.
- Alteração de outros músculos com dor irradiada semelhante: Anconee, tríceps braquial, braquiorradial, extensor comum dos dedos, extensor radial longo, supra-espinhoso, escalenos, subclávia, braquial anterior, bíceps braquial, adutor do polegar, oponente do polegar.

4.4.13. Oponente do polegar.

- Origem: Tubérculo do osso trapézio e retináculo flexor.
- Inserção: Lado radial do primeiro metacarpo.
- Acções: Flexiona a articulação metacarpofalângica, abduz e roda-a medialmente, o que, em conjunto, permite a oposição do polegar.
- Dor referida e PGM:

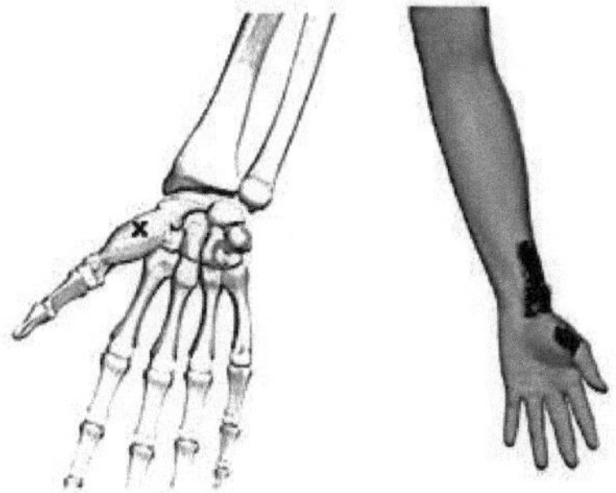

Figura 68. PGM representado com cruzes pretas (primeira figura) e dor referida representada a preto (segunda figura) do polegar oponente.

- Sintomas:
    - Dor irradiada na zona radial e ventral do pulso e do polegar.

- Dificuldade em realizar tarefas que envolvam a utilização do polegar, como escrever num computador, abrir frascos, segurar objectos com pinças ou costurar.
- Os doentes referem frequentemente dificuldades nas capacidades motoras finas.

- Causas possíveis:
  - Actividades que exijam a utilização prolongada da pinça (tais como sacha ou costura).
  - Fratura ou deslocação do polegar.
- Diagnóstico diferencial:
  - Rizartrose.
  - Artrite.
  - Disfunção articular.
  - Síndrome do túnel cárpico.
  - Síndrome de De Quervain.
  - Compressão do nervo mediano.
- Alteração de outros músculos com dor irradiada semelhante: adutor do polegar, flexor longo do polegar, supinador curto do polegar, pronador redondo, flexor radial do carpo, braquiorradial, braquiorradial anterior, escalenos.

4.4.14. Interósseo da mão.

- Origem: Cada um dos músculos interósseos dorsais origina-se dos lados dos metacarpos entre os quais estão localizados (um entre o primeiro e o segundo metacarpos, um entre o segundo e o terceiro metacarpos, um entre o terceiro e o quarto metacarpos e um entre o quarto e o quinto metacarpos).
- Inserção: Inserem-se nos extensores e bases das falanges proximais: o primeiro interósseo no lado radial do segundo metacarpo, o segundo no lado radial do terceiro metacarpo, o terceiro no lado ulnar do terceiro metacarpo e o quarto no lado ulnar do quarto metacarpo.
- Acções: Abduzem os dedos em relação a um eixo localizado no terceiro metacarpo. Ajudam na flexão das articulações metacarpofalângicas e na extensão das articulações interfalângicas.
- Dor referida e PGM:

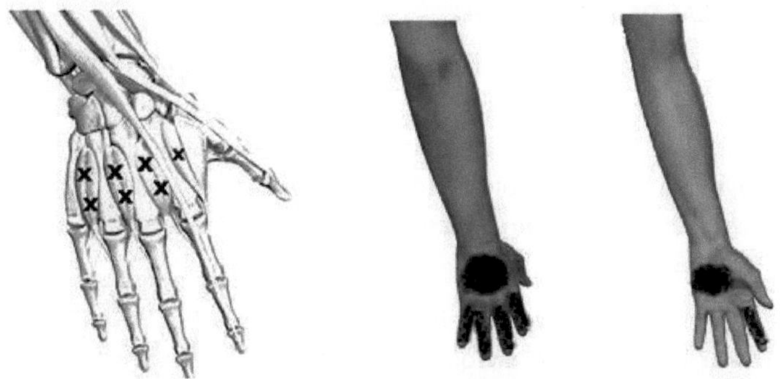

Figura 69. PGM representado com cruzes pretas (primeira figura) e dor referida representada a preto (segunda figura) do polegar oponente.

- Sintomas:
  - O primeiro interósseo provoca dores no dedo indicador, na palma da mão (sobretudo no meio) e no dorso da mão, com irradiação para o dedo mindinho.
  - Os outros interósseos causam dor referida ao longo do dedo onde estão inseridos.
  - Os doentes sentem rigidez ou dificuldade em mover os dedos, o que afecta as actividades diárias, como abotoar um botão ou escrever.
  - A dor referida nos interósseos dorsais, nos interósseos palmares e nos lumbricais é praticamente idêntica.
- Causas possíveis:
  - Actividades que implicam segurar uma pinça manual durante longos períodos de tempo.
  - Artrite.
- Diagnóstico diferencial:
  - Disfunção articular.
  - Artrite.
  - Radiculopatia C7-C8.
  - Compressão do nervo ulnar.
- Alteração de outros músculos com dor irradiada semelhante: coracobraquial, extensor radial curto, extensor ulnar dos dedos, extensor ulnar dos dedos, extensor do índice dos dedos, palmar longo, flexor comum dos dedos, pronador quadrado, abdutor do dedo mínimo.

5. TÉCNICAS DE TRATAMENTO.

A libertação de PGM refere-se a uma série de técnicas que têm como objetivo reduzir a tensão muscular e aliviar a dor associada às PGM. Estas técnicas são variadas, e diferentes profissionais utilizam diferentes abordagens para o controlo da dor. Esta secção apresenta algumas das técnicas mais comuns, com base em novos conhecimentos sobre a natureza dos PGMs (80, 81).

É essencial distinguir entre PGs centrais e PGs insercionais para selecionar o tratamento adequado. Os PG centrais respondem melhor a técnicas de alongamento e libertação direta, enquanto os PG insercionais beneficiam mais de terapias manuais e técnicas para reduzir a sobrecarga nas inserções musculares. Além disso, a reabilitação da função muscular é fundamental, especialmente em doentes com dor crónica. É necessário não só inativar os PGM, mas também reeducar o músculo para recuperar a sua força, coordenação e resistência. Ferramentas como a EMG de superfície podem ajudar a monitorizar a fadiga muscular e a perda de força, facilitando a reeducação através de feedback quantitativo (80, 81).

5.1. Abordagem das técnicas não invasivas.

5.1.1. Técnica de estiramento por pulverização.

A técnica "spray and stretch" é um método terapêutico eficaz para o tratamento de dores musculares e pontos de gatilho (TP), desenvolvido por Hans Kraus em 1952. Os pontos-chave sobre esta técnica, as suas aplicações, benefícios e limitações, bem como alguns pormenores importantes sobre a aplicação do spray e da fricção com gelo são resumidos a seguir (77, 81, 82, 83, 84):

- Técnica:
    - Aplicação em spray: Utiliza um spray de cloreto de etilo (ou Fluori-Metano como alternativa mais segura) que actua como refrigerante. É aplicado na pele enquanto se estica suavemente o músculo afetado.
    - Objetivo do Spray: Actua como um "distractor" para reduzir a dor, facilitando a inativação dos pontos de gatilho sem necessidade de uma localização precisa.
    - Alongamento: O principal componente terapêutico que, associado ao spray, ajuda a aliviar a tensão muscular.
- Benefícios:

- Inativação aguda de PG: eficaz para libertar músculos tensos e tratar PGs agudos.
- Alívio da dor referida: Pode aliviar a dor referida, como nos casos de isquémia cardíaca, mas não trata a causa subjacente.
- Versatilidade: Funciona bem em crianças, em doentes hemiplégicos e pode ser utilizado em combinação com outras técnicas terapêuticas.
- Restauração da mobilidade: Ajuda a restaurar a mobilidade e a aliviar a dor na reabilitação.

- Limitações:
  - Não é indicado para todos os doentes: Não é adequado para doentes com hiperuricemia, em que a dor pode recidivar rapidamente.
  - Riscos do cloreto de etilo: Embora eficaz, o cloreto de etilo apresenta riscos para a saúde, e a sua alternativa, o fluorometano, também apresenta riscos ambientais.
  - Precauções necessárias: Requer técnicas cuidadosas para evitar danos na pele devido a um arrefecimento excessivo.
- Aplicação por pulverização:
  - Sensibilidade inicial: Alguns doentes podem apresentar hipersensibilidade ao frio; este facto pode ser atenuado com técnicas adequadas.
  - Aviso e demonstração: É essencial avisar os doentes sobre a sensação e demonstrar o efeito do spray antes de o aplicar.
- Técnica de aplicação:
  - Ângulo e distância: Aplicar o spray num ângulo de 30° paralelo às fibras musculares, mantendo o frasco a 30 cm da pele a uma velocidade de 10 cm/s.
  - Número de aplicações: Não exceder duas ou três passagens sem deixar a pele sobreaquecer para evitar o arrefecimento excessivo do músculo subjacente.
  - Modificações: Ajustar a velocidade ou a distância de aplicação de acordo com a sensibilidade do doente.
- Cuidados especiais:
  - Zona facial: Proteger os olhos e ter cuidado com os doentes com problemas respiratórios.
  - Auto-aplicação: Pode ser difícil em áreas como a cintura escapular e o pescoço; recomenda-se a assistência profissional.
  - Esfregar gelo

- Método:
  - Aplicação de gelo: Utilize uma ponta fina de gelo e aplique-a na pele em movimentos paralelos, com uma velocidade semelhante à do spray (10 cm/s). Manter a pele seca para maximizar o efeito.
  - Efeito neurológico: Actua através de um mecanismo neurológico que inibe a dor, facilitando o relaxamento muscular.
- Outras utilizações:
  - Versatilidade: Para além de tratar a PG, o spray refrescante pode ser utilizado para entorses das articulações, queimaduras térmicas, enfarte agudo do miocárdio, picadas de abelha e nevralgia pós-herpética.
  - Aplicações em animais: Pode ser utilizado em animais, como cavalos e cães, sob cuidados específicos para aliviar as dores musculares.

A técnica de spray e estiramento é uma ferramenta valiosa no tratamento da dor miofascial e dos pontos de gatilho. Oferece uma opção não invasiva e eficaz, embora exija uma gestão cuidadosa e a consideração dos riscos associados. A sua aplicação correta, combinada com técnicas complementares e com a preparação do paciente, pode contribuir significativamente para o alívio da dor e para uma melhor mobilidade.

5.1.2. Alongamentos e libertação miofascial.

- Técnica de alongamento (alongamento) (85, 86): Esticar suavemente um músculo com pontos de gatilho para aumentar a sua amplitude de movimento sem causar dor. A técnica deve ser lenta e controlada para evitar a dor e o espasmo. Em estudos controlados, o alongamento combinado com a técnica de spray-and-stretch mostrou uma redução da dor referida e da sensibilidade nos pontos-gatilho. Devem ser tomadas precauções para evitar alongamentos rápidos e forçados que possam causar dor. Utilizar alongamentos passivos e lentos para inativar os pontos de gatilho. A incorporação de técnicas de facilitação, como a respiração coordenada e a inibição recíproca, pode aumentar a eficácia do alongamento.
- Alongamento direto da extensão (85, 86): Aplicar uma tração manual direta ao músculo afetado. A tração é frequentemente precedida pela aplicação de frio para relaxar o músculo e os tecidos conjuntivos. O frio ajuda a reduzir a tensão muscular e facilita um alongamento mais eficaz.
- Percussão e alongamento (85, 86): Começa-se por alongar passivamente o músculo até se sentir resistência. Em seguida, aplica-se uma ligeira percussão no ponto de gatilho utilizando um martelo de borracha dura

ou um martelo de reflexos. A percussão deve ser efectuada a uma frequência baixa para evitar a dor. Esta técnica pode substituir a utilização de frio intermitente.

- Procedimentos pós-alongamento (85, 86): Após o alongamento, realizar movimentos activos que alongam e encurtam o músculo para restaurar a sua função normal. Evitar actividades extenuantes imediatamente após o tratamento. Concentrar-se em exercícios suaves de alongamento e flexão, de preferência numa piscina aquecida para reduzir o risco de tensão adicional.
- Calor pós-tratamento (85, 86): Aplicar calor húmido, como uma compressa ou um cobertor elétrico, após o tratamento para reduzir a dor e promover o relaxamento muscular.

5.1.3. Contração voluntária e métodos de libertação muscular

Os métodos de contração voluntária para libertar a tensão muscular centram-se na combinação da contração ativa e do relaxamento para melhorar a mobilidade e reduzir a rigidez. As principais técnicas são aqui descritas, cada uma com a sua abordagem e aplicação específicas (87, 88, 89, 90):

- Contração-relaxamento: Envolve uma contração ativa do músculo seguida de um relaxamento completo. A contração suave facilita um maior alongamento do músculo durante o relaxamento. Melhora a mobilidade ao permitir um maior alongamento e normaliza o comprimento dos sarcómeros afectados. Reduz a libertação excessiva de acetilcolina que contribui para a rigidez muscular. Para a sua aplicação, são necessários movimentos lentos e coordenados. É útil para inativar os pontos de gatilho e melhorar a amplitude de movimentos.
- Relaxamento pós-isométrico (PRI): Introduzida por Karel Lewit, esta técnica consiste numa contração isométrica do músculo contra uma resistência, seguida de um alongamento durante a fase de relaxamento. Pode ser mais eficaz quando combinada com respiração coordenada e movimentos oculares. Facilita um maior alongamento e relaxamento do músculo. Para a aplicação, certificar-se de que o doente está relaxado. Evitar a dor ou a resistência ativa durante o alongamento.
- Inibição recíproca: Tira partido do reflexo espinal em que a contração de um músculo provoca a inibição do músculo antagonista, facilitando o alongamento e a libertação da tensão. Facilita o alongamento dos pontos de gatilho e pode ser combinada com técnicas como o spray e o alongamento. Pode também influenciar a atividade eléctrica espontânea

e o stress mental. Pode ser utilizado para aumentar o alongamento ou como técnica complementar no tratamento dos pontos-gatilho.

- Manter-relaxamento: Semelhante à contração-relaxamento, mas sem alongamento ativo. Envolve uma contração isométrica seguida de relaxamento. Permite evitar o movimento durante o tratamento. Frequentemente combinada com técnicas manuais, como a massagem profunda ou a libertação de pressão. É útil quando se pretende minimizar o movimento durante o tratamento dos pontos-gatilho.
- Técnicas de energia muscular: Estas incluem a contração isométrica (sem movimento articular), a contração isotónica (movimento concêntrico resistido) e a contração isolítica (movimento excêntrico resistido). Melhoram a mobilidade articular, alongam os músculos tensos e equilibram as relações neuromusculares. Cada técnica tem uma abordagem específica para mobilizar e alongar os músculos. Estas técnicas osteopáticas são utilizadas para tratar as articulações com restrições e melhorar a mobilidade geral.

5.1.4. Libertação da pressão dos pontos de gatilho

O termo "libertação da pressão do ponto de gatilho" substitui o antigo conceito de "compressão isquémica". Este método é eficaz no tratamento dos pontos-gatilho centrais, mas a sua eficácia nos pontos-gatilho insercionais continua por investigar. Embora o núcleo do ponto de gatilho já sofra de hipoxia grave e não seja necessária uma pressão tão intensa para provocar isquémia, o objetivo do tratamento é libertar os sarcómeros contraídos. Anteriormente conhecida como compressão isquémica, esta técnica foi também designada por "mioterapia" por Prudden, tendo sido adoptada por um grupo de profissionais designados por mioterapeutas. No entanto, recomendamos a libertação do ponto de gatilho por pressão, uma vez que é uma técnica menos invasiva do que a compressão isquémica e utiliza o conceito de libertação de barreira. Esta técnica parece ser tão ou mais eficaz do ponto de vista clínico, com menos riscos de isquémia adicional. É também menos agressiva e permite ao doente aprender a auto-aplicar o tratamento, embora exija maior destreza manual (87, 88, 89, 90).

Para aplicar a libertação de pressão, o médico estica o músculo até sentir resistência e, em seguida, aplica uma pressão suave e gradualmente crescente no ponto de ativação até encontrar uma barreira definida. Nesta altura, o doente pode sentir algum desconforto, mas não dor. A pressão é mantida até que a tensão sob o dedo diminua, depois a pressão é aumentada até atingir uma nova barreira e o processo é repetido. Esta técnica é indolor e evita o aumento da tensão nos pontos de gatilho de inserção. É especialmente útil em músculos finos, como o infra-espinhoso. A eficácia desta abordagem pode ser melhorada com técnicas complementares que não causem dor. Por exemplo, a manutenção da tensão no músculo durante o procedimento e a utilização de manobras de contração-relaxamento alternadas podem melhorar a libertação dos pontos de gatilho. No entanto, a técnica pode falhar se o ponto de gatilho for demasiado sensível, se a pressão aplicada for incorrecta, se o operador aplicar demasiada pressão ou se o doente tiver factores que perpetuem a irritabilidade do ponto de gatilho. O shiatsu e a acupressão são técnicas semelhantes à compressão isquémica, mas não estão diretamente relacionadas com os pontos de gatilho. Embora frequentemente utilizadas para tratar dores semelhantes, o Shiatsu e a acupressão têm filosofias diferentes e são aplicadas a patologias diferentes (87, 88, 89, 90).

5.1.5. Massagem de fricção profunda e outras técnicas de massagem.

A massagem de fricção profunda, também conhecida como massagem longitudinal, foi uma das primeiras técnicas amplamente aceites para o tratamento da fibrosite, cujas descrições coincidem com os pontos de gatilho miofasciais. Este método, muito utilizado no início do século XX, é eficaz na inativação dos pontos de gatilho centrais quando aplicado manualmente de forma direta, sem provocar movimentos articulares excessivos (91, 92, 93, 94).

A massagem de fricção profunda deve ser efectuada por médicos com formação adequada, tendo em atenção as barreiras restritivas. O doente deve estar numa posição confortável, com o músculo completamente relaxado e esticado sem dor. Se os tecidos subcutâneos estiverem apertados, deve ser aplicado lubrificante. Os polegares ou um dedo de cada mão são colocados de forma a prender a banda tensa imediatamente a seguir ao ponto de gatilho. Aplica-se pressão até se atingir uma barreira restritiva, esticando os sarcómeros encurtados e libertando a tensão. A massagem deve ser continuada ao longo da banda esticada até à inserção do músculo para restaurar o seu comprimento normal. A próxima massagem é efectuada na direção oposta, do outro lado do nódulo, para libertar mais tensão. É importante evitar uma pressão ou velocidade excessivas, uma vez que isso pode danificar os nódulos em contração e aumentar a dor. A quebra do sarcolema nos nódulos de contração pode explicar a eficácia da massagem profunda. Estudos demonstraram que a massagem profunda alivia os sintomas na maioria dos doentes e pode causar um aumento transitório dos níveis séricos de mioglobina (91, 92, 93, 94).

Ao contrário da massagem de fricção profunda Cyriax, que é aplicada perpendicularmente às fibras musculares, a massagem de fricção profunda baseia-se no alongamento dos sarcómeros encurtados. A Cyriax está mais relacionada com o strumming, que é aplicado nos pontos de gatilho centrais, perto do meio do músculo. O strumming consiste em deslizar o dedo através das bandas tensas, perpendicularmente às fibras musculares, até encontrar o nódulo do ponto de ativação. O contacto ligeiro é mantido até que o tecido se solte, sendo depois puxado perpendicularmente para libertar a tensão. Esta técnica é útil em músculos como o masseter e o pterigoide medial. A massagem de fricção centra-se na mobilização dos tecidos superficiais sobre as estruturas subjacentes para melhorar a sua mobilidade. Embora seja utilizada como uma técnica complementar, não é considerada uma terapia específica para os pontos de gatilho (91, 92, 93, 94).

A terapia periosteal, aplicada a proeminências ósseas, envolve uma técnica de massagem rítmica e desarticulada que não deve ser confundida com o tratamento de pontos de gatilho miofasciais. A pressão é aplicada durante 2 a 4 minutos, em ondas de 4 a 10 segundos, no periósteo próximo das zonas dolorosas. A eficácia desta técnica baseia-se num mecanismo diferente dos pontos de pressão descritos para os pontos de gatilho miofasciais (91, 92, 93, 94).

5.1.6. Técnicas indirectas

- Tensão e contra-tensão (de Janes): Esta técnica osteopática utiliza o posicionamento do corpo para libertar pontos hipersensíveis, que são considerados focos de constrição nos tecidos miofasciais. Embora os pontos descritos por Janes possam parecer diferentes dos da fibromialgia, podem estar relacionados com os PGs miofasciais de inserção. Os pontos hipersensíveis são identificados nos músculos antagonistas e são tratados posicionando o corpo numa posição de conforto que reduz a tensão no ponto hipersensível. A posição é mantida durante cerca de 90 segundos até que o ponto seja libertado e, em seguida, regressa-se lentamente à posição neutra. Poder-se-ia investigar se os pontos hipersensíveis de Janes se correlacionam com os PGs de inserção e comparar a eficácia do tratamento específico dos PGs com a libertação posicional (91, 92, 93, 94).

- Libertação Miofascial: Este sistema terapêutico combina princípios de técnicas de tecidos moles, energia muscular e força craniossacral inerente. Utiliza a transferência subjectiva de energia para tratar os PGs miofasciais. Embora se baseie em princípios teóricos promissores, é necessária mais investigação para avaliar a sua eficácia real e se proporciona benefícios adicionais em comparação com tratamentos específicos para os PGM (91, 92, 93, 94).

5.1.7. Técnicas de acessórios

- Respiração sincronizada: A expiração lenta e profunda ajuda a relaxar os músculos, enquanto a inspiração pode facilitar a atividade muscular. Ao coordenar a respiração com técnicas de alongamento muscular, a fase de contração pode ser sincronizada com a inspiração e a fase de relaxamento com a expiração. Isto pode ser particularmente útil para relaxar os músculos do pescoço e de outras zonas. Alguns estudos mostram que a atividade dos PG pode aumentar com a inspiração e diminuir com a expiração (95, 96).
- Movimentos oculares dirigidos: A direção do olhar pode facilitar o movimento na direção desejada e inibir o movimento na direção oposta. Isto pode ser aplicado para melhorar as técnicas de alongamento. Olhar na direção do movimento necessário para relaxar um músculo específico pode facilitar a libertação da tensão nesse músculo. Existe uma relação entre a frequência dos movimentos oculares e a frequência respiratória, embora seja necessária uma investigação mais específica sobre este fenómeno (95, 96).
- Pinça enrolada: Esta técnica é utilizada para aliviar a paniculose e pode ser útil no diagnóstico e tratamento desta doença. É mais eficaz nos ombros e na parte superior das costas, e menos eficaz noutras áreas como as nádegas. A razão da sua eficácia ainda não está completamente esclarecida (95, 96).
- Biofeedback: O biofeedback pode ajudar os doentes a evitar actividades musculares desnecessárias e a melhorar a coordenação muscular. Pode ser útil para os doentes reconhecerem e controlarem a tensão muscular excessiva. Também pode ser útil na reeducação muscular após a inativação dos PGMs (95, 96).
- Calor e frio: Aumenta a circulação na pele, contribui para o relaxamento, mas tem efeitos limitados nos PGMs subjacentes. Penetra mais

profundamente, provoca vasoconstrição e pode ser útil para a dor neurogénica. Pode reduzir a irritabilidade nos PGMs de inserção. Os doentes podem preferir calor ou frio, consoante o tipo de MGP e a sua resposta individual. É necessária investigação para comparar a eficácia do calor e do frio no tratamento dos PGM (76).

- Iontoforese e sonoforese (97):
  - Iontoforese: Utiliza corrente contínua para mover iões através da pele, com uma penetração máxima de cerca de 1 cm.
  - Sonoforese: Utiliza os ultra-sons para conduzir substâncias através da derme.
- Microamperagem: Envolve a utilização de correntes eléctricas de baixa tensão. Embora promovida por alguns fabricantes, não existem estudos bem controlados que demonstrem a sua eficácia para os PGM. É necessária mais investigação para determinar a sua utilidade efectiva.

Estas técnicas auxiliares e complementares podem oferecer benefícios adicionais quando utilizadas em combinação com tratamentos específicos para os PGM, e a investigação continua a ser crucial para estabelecer a sua eficácia e aplicação ideal (97).

5.1.8. Técnicas de fisioterapia para o tratamento dos pontos de gatilho

- Ultra-sons: Os ultra-sons são uma técnica utilizada pelos fisioterapeutas para tratar os pontos de gatilho (TP). Baseia-se na transmissão de energia vibracional a nível molecular, gerando calor nos tecidos e alterando potencialmente a excitabilidade molecular. Embora muitos clínicos considerem os ultra-sons eficazes, não existem estudos controlados específicos que validem a sua eficácia. As técnicas mais comuns incluem (98):
  - Aplicação inicial: Utilizar uma potência de 0,5 w/cm² com movimentos circulares lentos e estreitos sobre o PG.
  - Aumento progressivo: Começar com uma potência próxima do limiar da dor (1,5 w/cm²) e depois reduzi-la para metade, aumentando gradualmente até ao limiar da dor sem o ultrapassar. Isto reduz geralmente a sensibilidade e a irritabilidade do PG.
  - Combinação com estimulação eléctrica: Alguns dispositivos combinam ultra-sons com estimulação eléctrica para atingir o PG e melhorar os resultados.
  - O mecanismo exato do ultrassom para a inativação do PG não é completamente claro. Pode envolver o aumento da taxa metabólica

dos PG ou a inibição da libertação de acetilcolina. São necessários mais estudos para compreender a sua eficácia.

- Estimulação galvânica de alta voltagem: A estimulação galvânica de alta voltagem utiliza impulsos eléctricos breves e de alta frequência para estimular os nervos motores e é geralmente bem tolerada. Pode ser aplicada diretamente para tratar o PG, frequentemente após técnicas como o alongamento ou a infiltração. Os parâmetros incluem (97):
  - Estimulação interrompida: Aumentar a intensidade para provocar contracções musculares ligeiras.
  - Utilização combinada: Aplicar a corrente tetanizante antes da corrente intermitente para fatigar o músculo e facilitar o relaxamento.
- Estimulação eléctrica nervosa transcutânea (TENS): A TENS é um método comum para o alívio temporário da dor. Utiliza ondas rectangulares de baixa frequência e baixa voltagem, actuando principalmente nos nervos sensíveis. Embora não tenha sido especificamente concebido para o PG, pode ajudar a melhorar a mobilidade e o alongamento muscular ao proporcionar o alívio da dor (97).
- Farmacoterapia: O tratamento da dor miofascial também pode envolver medicação (99):
  - Anti-inflamatórios não esteróides (AINEs): Embora não sejam eficazes para os PGs centrais, podem aliviar a dor pós-tratamento ou relacionada com técnicas invasivas.
  - Injecções locais: os AINEs administrados diretamente no PG podem ser eficazes no alívio da dor através da redução da sensibilização às prostaglandinas.
  - Relaxantes musculares: Embora os relaxantes musculares não afectem diretamente as bandas PG apertadas, podem ser úteis para o verdadeiro espasmo muscular associado a outras disfunções músculo-esqueléticas.
- Gestão do sono: A dor miofascial persistente interfere frequentemente com o sono. Para melhorar a qualidade do sono destes doentes, é importante:
  - Inativar os PGs: tratar os PGs responsáveis pela insónia.
  - Utilização de medicamentos: Os anti-histamínicos, como o dimenidrinato ou a difenidramina, podem ser úteis e a melatonina pode ajudar a regular o ciclo sono-vigília.
- Substâncias e hábitos: O consumo moderado de cafeína pode ajudar, mas o excesso e o álcool podem exacerbar os PGs. O tabagismo pode

aumentar a fragilidade capilar e agravar os PGs, bem como aumentar as necessidades de vitamina C (6).

Estas abordagens combinadas podem proporcionar um alívio abrangente para os doentes com dor miofascial e PG, embora seja essencial adaptar o tratamento às necessidades e respostas individuais do doente.

5.2. Abordagem das técnicas invasivas.

5.2.1. Agulhamento seco.

O agulhamento a seco pode ser tão eficaz como a infiltração de anestésico local para a inativação imediata do PG, desde que se obtenha a resposta de libertação (REL) que indica que a agulha atingiu os locais activos do PG. Geralmente, o agulhamento seco provoca uma dor pós-tratamento mais intensa e mais duradoura do que a infiltração com anestésico local. O efeito terapêutico parece estar mais relacionado com a rutura mecânica pela agulha, que ajuda a quebrar os loci de contração do PG (17, 49, 100, 101).

5.2.2. Infiltração.

5.2.2.1. Infiltração com anestésicos locais.

A infiltração destas áreas com agentes anestésicos é uma técnica comummente utilizada para aliviar a dor e reduzir a sensibilidade muscular. São descritos a seguir diferentes tipos de anestésicos locais e outras substâncias que podem ser utilizadas nestes procedimentos, cada um com suas particularidades em termos de eficácia, duração de ação, possíveis efeitos adversos e sua adequação de acordo com o tipo de PTM tratada (6, 102, 103, 104, 105, 106).

- Procaína: É recomendada em concentrações de 0,5% em soro fisiológico. Não foi demonstrado que concentrações mais elevadas ofereçam vantagens adicionais, embora possam aumentar a toxicidade e o risco de efeitos adversos. Está associada a uma menor toxicidade sistémica e miotoxicidade em comparação com outros anestésicos locais.
- Lidocaína: A lidocaína a 1% pode ser utilizada com êxito para a infiltração de pontos-gatilho, embora a sua eficácia, em comparação com a procaína, não tenha sido investigada em pormenor. Tem uma ação mais prolongada do que a procaína.
- Solução salina isotónica: Em alguns estudos, demonstrou ser tão eficaz como os anestésicos locais no alívio da dor. É menos irritante do que os anestésicos locais quando utilizado para infiltração.

- Corticosteróides: Principalmente úteis em PGs inseridos e em casos em que existe um componente inflamatório significativo. Não são recomendados para PGs centrais ou pontos de gatilho da placa motora. A utilização repetida pode provocar efeitos adversos como a atrofia da pele e do tecido subcutâneo.
- Toxina botulínica tipo A: A toxina botulínica tipo A é eficaz no tratamento do PG miofascial. Bloqueia a libertação de acetilcolina nas placas motoras, levando à paralisia temporária do músculo afetado. Pode causar fraqueza muscular temporária na área tratada e requer uma injeção precisa para evitar afetar os músculos saudáveis adjacentes.

5.2.2.2. Preparação para a infiltração.

Antes de realizar a infiltração de pontos-gatilho (TP) num doente, é fundamental ter em conta vários factores. O operador deve avaliar a posição do doente, a utilização de vitamina E e aspirina, a seleção da agulha e assegurar uma limpeza adequada. É importante tornar a infiltração tão indolor quanto possível e avaliar a necessidade de bloqueios pré-infiltração. A posição do doente deve ser deitada durante a infiltração para evitar desmaios e quedas. Isto também facilita a localização dos PGs, uma vez que o doente estará mais relaxado e confortável, permitindo uma melhor visualização dos nódulos de contração muscular (6, 102, 103, 104, 105, 106).

Um nível baixo de vitamina E pode causar hemorragia excessiva durante a infiltração, aumentando a dor e provocando nódoas negras. Para corrigir esta deficiência, recomenda-se a toma de pelo menos 500 mg de vitamina C de libertação lenta, três vezes por dia, durante três dias antes do tratamento. Além disso, a aspirina deve ser evitada durante os três dias anteriores à infiltração para reduzir o risco de hemorragia (6, 102, 103, 104, 105, 106).

A seleção do comprimento da agulha deve ser suficiente para atingir os nódulos de contração do PG. O diâmetro da agulha depende da preferência pessoal e da técnica, sendo que as agulhas mais grossas (0,7 mm) proporcionam uma maior sensação nos tecidos e as agulhas mais finas (0,4 mm) causam menos danos. Para os músculos superficiais, uma agulha de 0,7 mm e 3,8 cm é adequada. Nos músculos profundos ou em doentes obesos, pode ser necessária uma agulha de até 8,9 cm. É essencial limpar a pele com um anti-sético adequado, evitando áreas de potencial infeção e utilizando soluções esterilizadas. As agulhas e as seringas devem ser descartáveis ou devidamente esterilizadas para garantir uma técnica asséptica. Muitos doentes receiam a dor da penetração de uma agulha. Este medo pode estar enraizado desde a infância. Pode ser utilizado um spray de arrefecimento para reduzir a dor cutânea. Aplicar o spray a uma distância de aproximadamente 45 cm durante 5-6 segundos antes de inserir a agulha. Utilizar estímulos fortes (como esticar ou beliscar) na pele perto do ponto de inserção da agulha. Outras técnicas para reduzir a dor podem incluir a inserção rápida da agulha, o estiramento da pele para minimizar a perceção da dor e a utilização de uma prega cutânea para a inserção inicial. Para evitar bloqueios pré-infiltração, minimizar a dor e prevenir alterações neuroplásticas em doentes sensíveis. Pode ser efectuada uma infiltração difusa de anestésico local ou uma infiltração de toda a área do PGM. A procaína 0,5% também pode ser utilizada, mas é preferida devido à sua menor miotoxicidade e à rápida recuperação da função nervosa (6, 102, 103, 104, 105, 106).

A técnica de precisão para a localização do PGM é a palpação de bandas apertadas e nódulos firmes e a procura de dor à pressão. O método de palpação será plano, em pinça ou profundo. Manter a hemostase para evitar hemorragias que possam causar dor pós-infiltração e equimoses, aplicando pressão com os dedos durante e após a infiltração para controlar a hemorragia. A precisão é fundamental para penetrar no PG. Por vezes, sente-se uma resistência à agulha. Utilizar a pressão digital junto à agulha para estabilizar a pele e os tecidos subcutâneos, evitando a quebra da agulha. Todos os PGMs numa área serão infiltrados se existirem vários, descrevendo uma forma de leque ou círculo (6, 102, 103, 104, 105, 106).

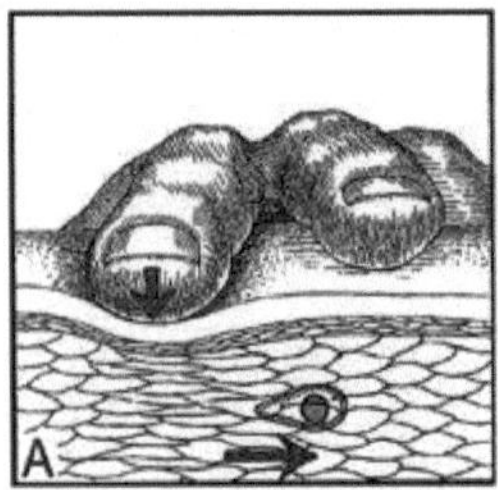

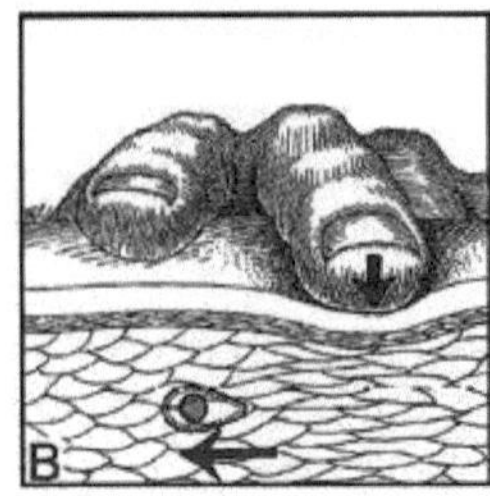

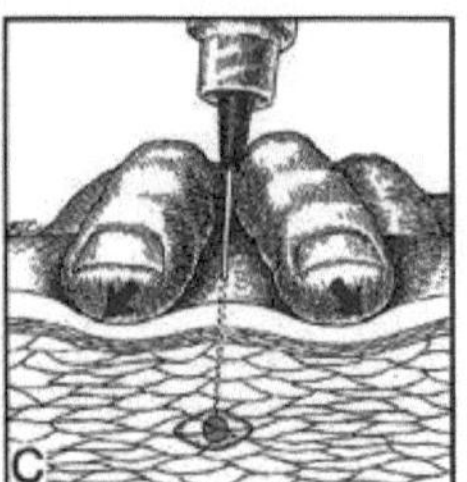

Figura 70. Desenho esquemático da técnica de palpação plana para a localização de um ponto-gatilho que consiste em aplicar pressão alternada com dois dedos para confirmar a localização do nódulo. O ponto de gatilho é então colocado entre os dedos para evitar que escorregue durante a punção (6).

5.2.2.3. Técnicas de infiltração.

- Técnica de Hong: A técnica de Hong é utilizada para evitar movimentos indesejados da seringa, mantendo-a firmemente no corpo do doente. O objetivo é infiltrar os PGs localizados com precisão. Para o procedimento, o dedo palpador deve ser mantido sobre a banda esticada para guiar a agulha. Utiliza-se uma agulha fina de 0,4 mm (calibre 27) para explorar as fibras musculares do PG com múltiplas inserções. A agulha é movida rapidamente para dentro e para fora. É deixada uma pausa de 2-3 segundos entre as inserções para avaliar a textura do tecido e detetar a reação local (REL). O anestésico local só deve ser injetado se houver uma REL. Esta técnica evita danos nas fibras musculares e pode exigir uma prática significativa (6, 102, 103, 104, 105, 106).
- Estimulação intramuscular (Gunn): Identificação do PG por dor local e palpação. Inserção da agulha com um dermómetro para localizar o PG exato. Procura-se uma sensação de "agarrar" no PG (6, 102, 103, 104, 105, 106).

5.2.2.4. Precauções especiais.

- Contra-indicações (6, 102, 103, 104, 105, 106):
  - Doentes anticoagulados: Exceto nos músculos intercostais, com extrema precaução.
  - Doentes que tenham tomado aspirina nos últimos 3 dias.
  - Fumadores: Só depois de deixar de fumar e de tomar vitamina C.
  - Medo de agulhas: Os doentes com fobia de agulhas devem ser tratados com cuidado.
- Advertências (6, 102, 103, 104, 105, 106):
  - Direção da agulha: Nunca apontar a agulha para os espaços intercostais para evitar complicações como o pneumotórax.
  - Agulhas: Utilizar agulhas adequadas, evitando agulhas rombas que possam causar hemorragias ou danos.
  - Inserção da agulha: Assegurar que a agulha não se parte; deve ser suficientemente longa para ser manuseada com segurança.
- Número de Infiltrações (6, 102, 103, 104, 105, 106):
  - PG Agudo: Geralmente resolvido com 1-2 infiltrações, juntamente com exercícios para manter a mobilidade.
  - PGs crónicos: Podem exigir várias infiltrações ao longo de meses. Recomenda-se o tratamento de vários PGs relacionados numa única sessão, se possível.
  - Fibromialgia: Frequentemente requer infiltrações repetidas a cada 6-8 semanas.

- Entorses de ligamentos: A procaína (0,5% ou 1%) é utilizada para aliviar a dor em entorses do tornozelo e do pulso, de preferência nas 12 horas seguintes ao traumatismo. A articulação deve ser movimentada suavemente e protegida com uma cinta para evitar a dor.

Estes procedimentos e recomendações são essenciais para efetuar infiltrações de forma segura e eficaz, adaptando-se às necessidades individuais do doente e evitando complicações.

5.2.2.5. Procedimentos pós-infiltração.

Após a infiltração, o doente deve movimentar ativamente os músculos infiltrados ao longo de todo o seu comprimento. Isto inclui o alongamento completo para atingir as posições máximas de encurtamento e alongamento. Este alongamento deve ser efectuado lentamente para facilitar a libertação posterior. Os alongamentos subsequentes ajudam a normalizar o comprimento dos sarcómeros nas fibras musculares afectadas, aliviam a tensão e podem eliminar as bandas de tensão palpáveis. Também ensina o doente a fazer alongamentos em casa e ajuda a restaurar a mobilidade muscular normal. A aplicação de um spray de arrefecimento pode ajudar a reduzir a dor durante o alongamento inicial. Deve ser seguida de termoterapia local (calor húmido) para aliviar a dor pós-infiltração (6, 102, 103, 104, 105, 106).

5.2.2.6. Razões para o insucesso do tratamento.

- Diagnóstico errado e factores de perpetuação: ignorar os factores que perpetuam a dor é uma causa comum de fracasso do tratamento.
- Tratamento incorreto da pg: a infiltração de uma pg latente em vez de uma pg ativa ou a punção perto da pg em vez de diretamente na pg podem resultar num alívio incompleto.
- Utilização de agulhas e soluções inadequadas: a utilização de agulhas finas ou de soluções com conservantes irritantes pode reduzir a eficácia do tratamento.
- Omissão de mobilidade ativa e de exercícios em casa: a não realização de movimentos activos após a filtração e a omissão de exercícios de alongamento passivos podem comprometer os resultados do tratamento.

5.2.2.7. Acções corretivas.

- Identificação e resolução dos factores de perpetuação: É crucial identificar e tratar os factores que perpetuam a dor miofascial.
- Educação do doente: os doentes devem aprender a gerir corretamente os músculos, a fazer alongamentos e a aplicar calor húmido em casa. Devem também praticar uma boa postura e evitar movimentos que perpetuem a dor.
- Adesão do doente: a não adesão pode dever-se a um excesso de entusiasmo, a ideias erradas sobre o exercício ou à falta de interesse e motivação. É essencial educar e motivar o doente, bem como monitorizar e ajustar o seu programa de exercício, conforme necessário.
- Actividades adequadas: Devem ser evitadas actividades extenuantes durante o período de dor pós-infiltração e promover uma utilização suave e normal dos músculos. Os doentes devem também evitar movimentos que perpetuem a dor e aprender a realizar actividades de forma a não causar stress prejudicial.

Esta abordagem abrangente centra-se não só no tratamento imediato da PG, mas também na educação contínua do doente e na modificação dos comportamentos que podem estar a contribuir para a sua dor crónica.

5.2.3. Exercícios terapêuticos.

Os exercícios destinados a tratar os pontos-gatilho miofasciais (MTrPs) centram-se no alongamento, fortalecimento e condicionamento de músculos específicos. A chave para o alívio da dor miofascial é o alongamento dos músculos afectados, uma vez que melhora a condição e a resistência muscular, diminuindo o risco de desenvolvimento de PTM. No entanto, em doentes com DTMs activas, os exercícios de fortalecimento ou condicionamento podem exacerbar os sintomas (39, 44, 108, 109).

A escolha do exercício depende da irritabilidade dos PGM. Se houver dor em repouso, são recomendadas actividades suaves, como alongamentos rítmicos em água morna. À medida que os PGM ficam inactivados, os exercícios de fortalecimento podem ser progressivos, começando com contracções excêntricas, que geram mais força com menos gasto de energia do que as contracções concêntricas. É essencial que os exercícios sejam considerados como uma "receita", especificando o tipo, a dose, as repetições e a frequência. Os alongamentos devem ser efectuados diariamente e, se algum exercício aumentar a dor, deve ser reduzido ou interrompido. O fortalecimento muscular inclui contracções isométricas ou isotónicas, sendo preferível o movimento isotónico. As contracções excêntricas, através do alongamento do músculo sob carga controlada, são recomendadas para evitar a sobrecarga. Os exercícios de condicionamento, como a natação ou o ciclismo, são úteis para manter a forma física e evitar a reativação dos PGM (39, 44, 108, 109).

Ao longo deste livro, explorámos em profundidade o tema complexo e multifacetado dos pontos-gatilho miofasciais, desde a sua definição e fisiopatologia até aos métodos mais avançados de diagnóstico e tratamento. Estes pontos de gatilho representam uma causa comum, mas frequentemente subdiagnosticada, de dor músculo-esquelética, afectando a qualidade de vida de milhões de pessoas em todo o mundo. A compreensão da sua origem, evolução e tratamento é crucial para o desenvolvimento de estratégias terapêuticas eficazes. O tratamento dos pontos de gatilho deve ser abrangente, desde terapias manuais, exercícios terapêuticos e técnicas de agulhamento seco ou infiltração, até à educação do doente e à gestão dos factores psicológicos e emocionais que podem influenciar a dor. A combinação destas estratégias multidimensionais não só oferece alívio sintomático, como também procura abordar as causas subjacentes para evitar recorrências. Além disso, é importante reconhecer que o campo da dor miofascial e dos pontos de gatilho continua a evoluir. A investigação científica continua a expandir os nossos conhecimentos, oferecendo novas perspectivas e aperfeiçoando as técnicas existentes. A este respeito, o futuro do tratamento dos pontos de gatilho está a moldar-se a cuidados mais personalizados, utilizando tecnologias avançadas para o diagnóstico e abordagens terapêuticas que são mais precisas e eficazes.

Em resumo, a gestão dos pontos-gatilho miofasciais requer uma abordagem interdisciplinar e baseada na evidência, na qual os profissionais de saúde desempenham um papel fundamental. Este livro foi um esforço para fornecer as ferramentas e os conhecimentos necessários para enfrentar este desafio clínico com confiança e competência, com o objetivo final de melhorar a qualidade de vida das pessoas com dor miofascial. Compreender e tratar eficazmente os pontos-gatilho não só aliviará a dor, como também restaurará a funcionalidade e o bem-estar geral dos doentes. A investigação futura e a prática clínica continuarão a contribuir para o aperfeiçoamento das estratégias terapêuticas, assegurando assim que os pontos-gatilho miofasciais são tratados de forma óptima e eficaz.

REFERÊNCIAS BIBLIOGRÁFICAS.

1. Gallego, T. (2007). Bases teóricas e fundamentos da fisioterapia. Panamericana. ISBN: 978-84-7903-976-9
2. Meliá, J.F. (2008). História da fisioterapia. ISBN: 978-84-612-2984-0
3. Raposo, I., et al. (2001). A Fisioterapia em Espanha durante os séculos XIX e XX até à integração nas escolas universitárias de Fisioterapia. 23(4): 206-217.
4. Chillón, R., Rebollo, J., Meroño, A.J. (2008). Abordagem à história da fisioterapia espanhola a partir de fontes documentais. Revista cuestiones de fisioterapia. 37(3).
5. Ministério da Saúde e do Consumo (2002). Real decreto 1001/2002, de 27 de septiembre, por el que se aprueban los estatutos generales del consejo general de colegios de fisioterapeutas. Madrid.
6. Simons, D.G., Travell, J.G., Simons, L.S. (2002). Myofascial pain and dysfunction: The trigger point manual. Metade superior do corpo, 2ed. Madrid: Editorial Médica Panamericana. ISBN: 9788479035754.
7. Simons D.G. (2004). Novos aspectos dos pontos-gatilho miofasciais: etiológicos e clínicos. J Musculoskelet Pain. 12(3-4): 15-21.
8. Iturriga, V., Bornhardt, T., Hermosilla, L. e Avila, M. (2014). Prevalência de Dor Miofascial nos Músculos Mastigatórios e Cervicais num Centro Especializado em Disfunções Temporomandibulares e Dor Orofacial. Int. J. Odontostomat, 8(3), 413-417.
9. Muñoz, J.P., Alpizar, E. (2016). Síndrome miofascial. Medicina legal de Costa Rica. 33(1).
10. Fleckenstein, J., Zaps, D., Ruger, L.J., Lehmeyer, L., Freiberg, F., Lang, P.M., etal. (2010). Discrepância entre a prevalência e a perceção da eficácia dos métodos de tratamento na síndrome da dor miofascial: resultados de um inquérito transversal a nível nacional. BMC Musculoskelet Disord. 11: 11-32.
11. Chien, J. J., Bajwa, Z. H. (2008). O que é a dor lombar mecânica e qual a melhor forma de a tratar? Current Pain and Headache Reports, 12(5): 406-411.
12. Fernández, C., Alonso, C., Miangolarra, J.C. (2007). Pontos gatilho miofasciais em indivíduos com dor cervical mecânica: Um estudo cego e controlado. Terapia Manual. 12(1): 29-33.
13. Sanita, P., De Alentar, F. (2009). A síndrome da dor miofascial como fator contribuinte em doentes com cefaleias crónicas. Journal of Musculoskeletal Pain. 17(1): 15-25.

14. Borg-Stein, J. (2002). Dor miofascial cervical e cefaleias. Current Pain and Headache Reports. 6(4): 324-330.
15. Lucas, K., Rich, P., Polus, B. (2008). A frequência dos pontos-gatilho miofasciais latentes nos músculos de posicionamento da escápula é muito elevada? Journal of Musculoskeletal Pain. 16(4): 279-286.
16. Affaitati, G., Costantini, R., Fabrizio, A., et al. (2011). Efeitos do tratamento de geradores de dor periférica em pacientes com fibromialgia. Jornal Europeu da Dor, 15(1): 61-69.
17. Mayoral, O., Salvat, I. (2021). Fisioterapia invasiva da síndrome da dor miofascial. Editorial médica panamericana. ISBN: 978-8491103950.
18. Guyton. A.C., Hall, J.E. (2021). Tratado de fisiologia médica 14º. Elsevier. ISBN: 9788413820132.
19. Corera, I. (2014). Estimativa da estrutura da unidade motora com base em gravações EMG. Universidade Pública de Navarra.
20. Moczydlowski, E.G. (2017). Transmissão sináptica e junção neuromuscular. Fisiologia Médica: 204.
21. Villaseñor, J.C., Escobar, V.H., De la Lanza, L.P., Guizar, B.I. (2013). Síndrome da dor miofascial. Epidemiologia, fisiopatologia, diagnóstico e tratamento. Revista española médica quirúrgica. 18: 148-157.
22. Chicharro, J., Fernández, A. (2006). Fisiologia do exercício. Editorial Panamericana.
23. Shah, J.P., Gilliams, E.A. (2008). Descobrindo o meio bioquímico dos pontos de gatilho miofasciais usando microdiálise in vivo: Uma aplicação dos conceitos de dor muscular à síndrome da dor miofascial. O jornal do trabalho corporal e das terapias de movimento. 12(4): 371-384.
24. Martínez, J.M., Pecos, D. (2005). Critérios de diagnóstico e caraterísticas clínicas dos pontos-gatilho miofasciais. Fisioterapia. 27(2): 65-68.
25. Ruiz, M., Nadador, V., Fernández, J., Hernández, J., Riquelme, I., Benito, G. (2007). Dor de origem muscular: dor miofascial e fibromialgia. Revista sociedad española del dolor. 1: 36-44.
26. Estévez, E.A. (2001). Dor miofascial. MedUnab. 4(12).
27. Hernández, F.M. (2009). Síndromes miofasciais. Reumatologia clínica. 5(S2): 36-39.
28. Díaz, L. (2014). Cervicalgia miofascial. Revista médica clínica condes. 25(2): 200-208.
29. Niel, S. El libro conciso de los puntos gatillo: Manual profesional y de autoayuda (2017). Editorial Paidotribo. ISBN: 9788499106038
30. Hernández, F.M. (2009). Síndromes miofasciais. Reumatologia clínica. 5(S2): 36-39.

31. Simons, D.G. (1999). Critérios de diagnóstico da dor miofascial causada por pontos de gatilho. Journal of Musculoskeletal Pain. 7(1-2):111-20.
32. Hong, C.Z., Kuan, T.S., Chen, J.T., Chen, S.M. (1997). Dor referida provocada por palpação e por agulhamento de pontos-gatilho miofasciais: uma comparação. Arch Phys Med Rehabil. 78(9):957-60.17.
33. Hong C-Z, Chen YN, Twehous DA, Hong DH. Limiar de pressão para dor referida por compressão no ponto de gatilho e áreas adjacentes. J Musculoske Pain. 1996;4(3):61-79.
34. Moldofsky, H. (2001). Sleep and pain (Sono e dor) - Sleep Medicine Reviews. 5: 387-398.
35. Gil, E., Martínez, G.L., Aldaya, C., Rodriguez, M.J. (2007). Síndrome de dor miofascial da cintura pélvica. Revista sociedad española dolor. 5: 358-368.
36. González, I., Varas, A.B., García, S. (2003). Avaliação objetiva do tecido muscular após tratamento de pontos-gatilho miofasciais: Estudo de 20 casos. Revista iberoamericana fisioterapia kinesiología. 6(3): 109-123.
37. Araya, F., Rubio, D., Gutiérrez, H., Arias, L., Olguín, C. (2018). Agulhamento seco e alterações na atividade muscular em indivíduos com pontos-gatilho miofasciais: série de casos. Revista da sociedade espanhola da dor.
38. Delaune (2013). Pontos de gatilho: tratamento para aliviar a dor. Paidotribo. ISBN: 9788499109015
39. Borg, J., Simons, D. (2002). Myofascial Pain. Focused Review. 83(1): S40-47.
40. Alvarez, D., Rockwell, P. (2002). Trigger Points: Diagnosis and Management. Médico de família americano. 65(4).
41. Yap, E.C. (2007). Myofascial pain-an overview (Dor miofascial - uma visão geral). Annals Academy of Medicine Singapore. 36(1):43-8.
42. Giamberardino, M.A., Affaitati, G., Fabrizio, A., Costantini, R. (2011). Síndromes de dor miofascial e sua avaliação. Best Practice & Research Clinical Rheumatology. 25: 185-198.
43. Gerwin, R., Dommerholt, J., Shah, J. (2014). Uma expansão da hipótese integrada de Simons de formação de pontos de gatilho. Síndrome da dor miosfacial. 8(6): 468-475.
44. Dommerholt, J., Fernandez, C. (2018). Agulhamento seco do ponto de gatilho: uma abordagem baseada em evidências e clínicas. 2ª edição. Elselvier. ISBN: 978-0702074165.
45. Tough, E.A., White, A., Richards, S., Campbell, J. (2007). Variabilidade dos critérios utilizados para diagnosticar a Síndrome de dor do ponto

de gatilho miofascial - Evidência de uma revisão da literatura. The Clinical Journal of Pain. 23(3): 278-286.

46. Wolfe, F., Clauw, D., Fitzcharles, M., Goldenberg, R., Katz, R., Mease. P., et al. (2010). Os critérios de diagnóstico preliminares do American College of Rheumatology para a fibromialgia e a medição da gravidade dos sintomas. 62(5): 600-610.
47. Ruiz, M., Nadador, V., Fernández, J., Hernández, J., Riquelme, I., Benito, G. (2007). Dor de origem muscular: dor miofascial e fibromialgia. Revista da Sociedade Espanhola da Dor. 1: 36-44
48. Dommerholt, J., Bron, C., Franssen, J. (2011). Pontos de gatilho miofasciais: uma revisão informada por evidências. O Jornal de Terapia Manual e Manipulativa. 14(4): 203-221.
49. Dommerholt, J., Mayoral, O., Gröbli, C. (2006). Trigger Point Dry Needling. The Journal of Manual & Manipulative Therapy. 14(4): 70-87.
50. Sikdar, S., Shah, J.P., Gebreab, T., Yen, R.H., et al. (2009). Novas aplicações da tecnologia de ultra-sons para visualizar e caraterizar pontos de gatilho miofasciais e tecidos moles circundantes. Arquivos de Medicina Física e Reabilitação. 90: 829-838.
51. Niraj, G., Collet, B.J., Bone, M. (2011). Injeção de ponto de gatilho guiada por ultrassom: primeira descrição das alterações visíveis na varredura de ultrassom no músculo que contém o ponto de gatilho. Revista britânica de anestesia. 107: 474-475.
52. Rha, D.W., Shin, J.C., Kim, Y.K., Jung, J.H., et al. (2011). Deteção de respostas locais de contração de pontos de gatilho miofasciais nos músculos lombares usando ultrassonografia. Arquivos de Medicina Física e Reabilitação. 90: 1576-1580.
53. Lewis, J., Tehan, P.A. (1999). Estudo piloto cego que investiga a utilização de ultra-sons de diagnóstico para detetar pontos de gatilho miofasciais activos. Pain. 79: 39-44.
54. Chen, Q., Bensamoun, S. F., Basford, J. R., Thompson, J. M., An, K. N., Ehman, R. L. (2007). Identificação e quantificação de bandas tensas miofasciais com elastografia por ressonância magnética. Arquivos de Medicina Física e Reabilitação. 88(12): 1658-1661.
55. Feng, S., Zhang, Z., Xu, S., Han, P., Yang, J. (2018). Elastografia ultra-sônica na avaliação de pontos-gatilho miofasciais. BioMed Research International. 1-8.
56. Turo, D., Otto, P., Shah, J. P., Heimur, J., Sikdar, S. (2015). Caracterização ultra-sônica do músculo trapézio superior em pacientes com síndrome da dor miofascial usando imagens de impulso de força de radiação

acústica e elastografia de ondas de cisalhamento. Journal of Ultrasound in Medicine. 34(12): 2149-2160.

57. Sikdar, S., Shah, J. P., Gilliams, E. A., Gebreab, T., Gerber, L. H. (2009). Avaliação de pontos de gatilho miofasciais usando imagens de ultrassom e sonoelastografia de vibração. Arquivos de Medicina Física e Reabilitação. 90(11): 1829-1838.
58. Turo, D., Cassar, T., Harshbarger, D., Gebreab, T., Otto, P., Shah, J. P., et al. (2013). Caracterização ultra-sônica do músculo trapézio superior em pacientes com dor cervical crônica. Ultrassom em Medicina e Biologia. 39(12): 2520-2530.
59. Zhou, K., Hong, Y., Huang, Z., Tang, C., Wang, H., Zhou, Q. (2014). Caracterização de pontos-gatilho miofasciais em pacientes com dor no trapézio superior usando imagens de ultrassom. Jornal de Investigação e Desenvolvimento em Reabilitação. 51(6): 901-910.
60. Shah, J. P., Gilliams, E. A. (2008). Descobrindo o meio bioquímico dos pontos de gatilho miofasciais usando microdiálise in vivo: Uma aplicação dos conceitos de dor muscular à síndrome da dor miofascial. The Journal of Bodywork and Movement Therapies. 12(4): 371-384.
61. Chen, Q., Basford, J. R., An, K. N. (2011). Capacidade da elastografia por ressonância magnética para avaliar bandas esticadas. Clinical Biomechanics. 26(6): 610-615.
62. Jiang, W., Huang, Z., Yang, H., Wang, H., Zhou, K. (2015). Imagem por ressonância magnética e ultrassom de pontos-gatilho miofasciais. American Journal of Physical Medicine & Rehabilitation. 94(1): 34-40.
63. Reeves, J.L., Jaeger, B., Graff. S.B. (1986). Fiabilidade do algómetro de pressão como medida da sensibilidade do ponto de gatilho miofascial. Pain, Elsevier. 24(3): 313-321.
64. Fischer, A.A. (1987). Carta ao editor. Pain, Elsevier. 28(3): 411-414.
65. Huang, Q. M., Ma, Y. T., Li, W. (2010). Avaliação de pontos de gatilho miofasciais usando termografia infravermelha: Uma revisão sistemática. Terapias Complementares em Medicina. 18(3-4): 144-149.
66. Sikdar, S., Shah, J. P., Gebreab, T. (2011). Avaliação quantitativa dos pontos de gatilho miofasciais a partir de imagens termográficas utilizando técnicas avançadas de processamento de imagem. Journal of Bodywork and Movement Therapies. 15(2): 158-164.
67. Hidalgo, J., Torres, M., Mayoral, O., Sanchez, Z., Prieto, S. (2013). Termografia infravermelha para a deteção de pontos-gatilho miofasciais em pacientes com dor no pescoço. Física Médica. 40(7).

68. Alkhatib, B., Sultan, M. A. (2011). Termografia de infravermelhos na deteção de pontos de gatilho miofasciais activos. Jornal de Engenharia e Tecnologia Médica. 35(6-7): 311-318.
69. Standring, S. (2020). Anatomia de Gray: A Base Anatómica da Prática Clínica (42ª ed.). Elsevier.
70. Netter, F. H. (2022). Atlas de Anatomia Humana de Netter (8ª ed.). Elsevier.
71. Putz, R., Pabst, R. (2018). Atlas Sobotta de Anatomia Humana (16ª ed.). Elsevier.
72. Agur, A. M. R., Dalley, A. F. (2020). Atlas de Anatomia de Grant (15ª ed.) Wolters Kluwer.
73. Schünke, M., Schulte, E., Schumacher, U. (2015). Prometheus. Texto e Atlas de Anatomia: Aparelho Geral e Locomotor (3ª ed.). Editorial Médica Panamericana.
74. Waldman, S. (2020). Atlas de tratamento intervencionista da dor (5ª edição). Elselvier. ISBN: 978-0323654074.
75. Davies, C., Davies, A., Simons, D. (2013). O livro de exercícios de terapia de ponto de gatilho (3ª edição). Publicações New Harbinger. ISBN: 9781608824946
76. Finando, D., Finando, S. (2005). Terapia de Pontos de Gatilho para a Dor Miofascial: A Prática do Toque Informado. Healing Arts Press. ISBN: 1-59477-054-9.
77. Irnich, D., Jones, J.K. (2013). Pontos de gatilho miofasciais: diagnóstico e tratamento abrangentes. Churchill Livingstone. ISBN: 978-0702043123.
78. Peterson, F., Kendall, E. (2010). Músculos: Teste e Função, com Postura e Dor. ISBN: 978-1451104318.
79. Schleip, R., Findley, T.W., Chaitow, L., & Huijing, P. (2012). Disfunção fascial: abordagens de terapia manual. Handspring Publishing. ISBN: 9781909141940.
80. Travell, J. G., Simons, D. G., & Simons, L. S. (1996). Travell & Simons' Trigger Point Flip Charts: Upper Body and Lower Body Pain Patterns. Lippincott Williams & Wilkins.
81. Simons, D. (2004). Revisão dos MTrPs enigmáticos como causa comum de dor e disfunção músculo-esquelética enigmática. Elservier. 14(1): 95-107.
82. Shah, J., Thaker, N., Heimur, J., Aredo, J., Sikdar, S., Gerber, L. (2015). Pontos de gatilho miofasciais então e agora: uma perspetiva histórica e científica. 7(7): 746-761. PMR.

83. Gerwin, R. (2010). Uma revisão da dor miofascial e da fibromialgia - factores que promovem a sua persistência. Acupunctura em Medicina. 28(4): 130-136.
84. Kostopoulos, D., Rizopoulos, K. (2001). Manual Trigger Point Therapy: Técnicas para a dor miofascial. Slack Incorporated. ISBN: 978-1556425424.
85. Johnson, J. (2012). Alongamento funcional: um guia do terapeuta para alongamento. Elsevier. ISBN: 978-1450412759
86. Lederman, E. (2013). Alongamento terapêutico: rumo a uma abordagem funcional. Churchill Livingstone. ISBN: 978-0702043185
87. Myers, T. W., & James Earls (2010). Libertação Fascial para o Equilíbrio Estrutural. North Atlantic Books. ISBN: 9781905367184
88. Chaitow, L., & DeLany, J. W. (2008). Aplicação Clínica de Técnicas Neuromusculares: Volume 1: A Parte Superior do Corpo (2ª ed.). Elsevier. ISBN: 0-443-06284-6.
89. Salvo, S. G. (2015). Manual de Terapia Neuromuscular. Elsevier. ISBN: 978-0323239714
90. Page, P., Frank, C., & Lardner, R. (2010). Avaliação e Tratamento do Desequilíbrio Muscular: A Abordagem Janda. Human Kinetics. ISBN: 9780736074001.
91. Rattray, F., & Ludwig, L. (2000). Deep Tissue Massage: Um Guia Visual de Técnicas. North Atlantic Books. ISBN: 9781556433870
92. Rattray, F., Ludwig, L. Clinical massage therapy understanding. Avaliando e tratando mais de 70 condições. McGraw-Hill. ISBN: 0-9698177-1-1
93. Salvo, S. G. (2015). Massagem terapêutica: princípios e prática (5ª ed.). Elsevier. ISBN: 978-0323239714
94. Hendrickson, T., & Barker, D. (2009). Deep Tissue Massage Treatment: A Handbook for Massage Therapists. Lippincott Williams & Wilkins. ISBN: 978-0781795746.
95. Chaitow, L. (2010). Técnicas Neuromusculares Modernas (3ª ed.). Churchill Livingstone. ISBN: 9780702050954
96. Chaitow, L., & DeLany, J. (2011). Aplicação Clínica de Técnicas Neuromusculares: Volume 2: A Parte Inferior do Corpo (2ª ed.). Elsevier. ISBN: 978-0-443-06815-7
97. Robertson, V., Ward, A., Low, J., Reed, A. (2006). Electrotherapy Explained: Principles and Practice (4ª ed.). Butterworth-Heinemann. ISBN: 978-0750688437.
98. Watson, T. (2008). Ultrassom Terapêutico em Fisioterapia. Elsevier.

99. Galasso, A., Urits, I., An, D., Nguyen, D., Borchart, M., Yazdi, C., et al. (2020). Uma revisão abrangente do tratamento e gerenciamento da síndrome da dor miofascial. Springer. 24(43).

100. García, G., Tormos, L., Vilanova, P., Morales, R., Pérez, A., Segura, E. (2011). Eficácia do agulhamento seco do ponto de gatilho miofascial versus manipulação do cotovelo na dor e na força máxima de preensão da mão. Elsevier. 33(6): 248 - 255.

101. García, M., Climent, J. M., Marimón, V., Garrido, A. M., Pastor, G., López, C. (2006). Estudo comparativo de duas técnicas de infiltração miofascial em pontos gatilho: agulhamento seco e injeção de anestésico local. Rehabilitation. 40(4): 188- 192.

102. Cummings, T. M., White, A. R. (2001). Terapias de agulhamento na gestão da dor do ponto de gatilho miofascial: Uma revisão sistemática. Arquivos de Medicina Física e Reabilitação, 82(7): 986-992.

103. García, M., Climent, J. M., Marimón, V., Garrido, A. M., Pastor, G., López, C. (2006). Estudo comparativo de duas técnicas de infiltração miofascial em pontos gatilho: agulhamento seco e injeção de anestésico local. Rehabilitation. 40(4): 188- 192.

104. Affaitati, G., Costantini, R., Fabrizio, A., & Lapenna, D. (2011). Efeitos do tratamento de pontos de gatilho miofascial na dor da fibromialgia. Current Pain and Headache Reports. 15(5): 400-406.

105. Kamanli, A., Kaya, A., Ardicoglu, O., Ozgocmen, S., Zengin, F. O., Bayik, Y. (2005). Comparação da Injeção de Lidocaína, Injeção de Toxina Botulínica, e Agulhamento Seco para Pontos de Gatilho na Síndrome de Dor Miofascial. Rheumatology Internationa. 25(2): 130-136.

106. Scott, N. A., Guo, B., Barton, P. M. (2009). Injeção de pontos de gatilho para dor musculoesquelética crónica não maligna: uma revisão sistemática. Medicina da Dor. 10(1): 54-69.

107. Simons, D. G. (2002). Compreender os Tratamentos Eficazes dos Pontos de Gatilho Miofasciais. Journal of Bodywork and Movement Therapies. 6(2): 81-88.

108. Simons, D. G. (2002). Compreender os Tratamentos Eficazes dos Pontos de Gatilho Miofasciais. Journal of Bodywork and Movement Therapies. 6(2): 81-88.

109. Hanten, W. P., Olson, S. L., Butts, N. L., & Nowicki, A. L. (2000). Effectiveness of a Home Program of Ischemic Pressure Followed by Sustained Stretch for Treatment of Myofascial Trigger Points. Physical Therapy. 80(10): 997-1003.

99. Samaan, A., Huh, [illegible] D., Nguyen, D., Rodrigues, M., [illegible] (2020). Uma revisão abrangente do tratamento e gerenciamento da [illegible] síndrome do [illegible] 2 [illegible]

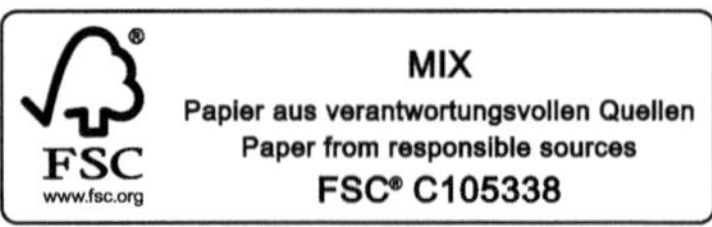

Printed by Books on Demand GmbH, Norderstedt / Germany